LOW CARB- KOCHBUCH

250 leckere Diät Rezepte für eine kohlenhydratarme Ernährung. Inkl. Nährwerten. Für die ganze Familie geeignet.

ISBN: 9-798838-948519

INHALTSVERZEICHNIS

INHALTSVERZEICHNIS

Abendessen: ab Seite 66

INHALTSVERZEICHNIS

INHALTSVERZEICHNIS

Desserts: ab Seite 122

Impressum: Seite 114

EINLEITUNG

Sie haben sich dazu entschieden eine Ernährungsumstellung mit Low Carb durchzuführen? Dann ist dieses Kochbuch genau das Richtige für Sie. Hier erhalten Sie wertvolle Informationen, Tipps und Rezeptideen rund um das Thema Low Carb. Das Kochbuch lädt Sie dazu ein, neue Erfahrungen zu sammeln, leckere Rezepte nachzukochen und sich über diese spezielle Ernährungsform zu informieren. Sie erhalten eine ausführliche Definition zu Low Carb, zu den Hintergründen und der Geschichte, über die Vor – und Nachteile und viele Tipps für die Durchführung der Ernährungsumstellung.

Definition von Low Carb

Die Low-Carb-Ernährung ist eine Ernährungsform, in der man weniger Kohlenhydrate verzehrt, als allgemein empfohlen wird. Die tägliche Richtmenge an Kohlenhydrate beträgt etwa 250 – 300 g. Wer an starkem Übergewicht leidet, nimmt meistens sogar noch deutlich mehr Kohlenhydrate zu sich. Damit deckt man etwa 50 Prozent der nötigen Energiezufuhr. Die Hauptlieferanten für Kohlenhydrate sind: Brot, Kartoffeln, Nudeln, Reis, Säfte, Zucker. Low Carb bedeutet, dass die Richtmenge an Kohlenhydraten sehr stark reduziert wird. Alles was unter 150 g Kohlenhydrate täglich liegt, kann als Low Carb bezeichnet werden. Hier gibt es unterschiedliche Varianten:

1. Liberales Low Carb:

Die Variante ist für gesunde und normalgewichtige Menschen geeignet, die aktiv und sportlich sind und auch einen normalen Umgang mit Süßigkeiten aufweisen. Brot, Nudeln, Reis und Kartoffeln, werden nur in geringer Menge verzehrt, während Süßigkeiten nur ganz selten verspeist werden. Der Fokus liegt hier auf Salate, Gemüse, Obst und gesunden Fetten, wie Avocado, Nüsse, Öle, Fisch etc.

2. Durchschnittliches Low Carb:

Das durchschnittliche Low Carb, eignet sich für alle, die leichtes Übergewicht, leichte gesundheitliche Beschwerden haben und sportlich ein bisschen aktiv sind. Auch hier liegt der Schwerpunkt hauptsächlich auf Gemüse. Diese Variante beschränkt sich aber auf Gemüse, welches über der Erde wächst. Auch Obst wird hier eher nur im geringen Maße gegessen (wegen des Fruchtzuckers). Zuckerhaltige Lebensmittel werden vermieden. Dafür werden mehr fetthaltige Lebensmittel verzehrt.

Im Zeitraum von 1890 bis 1900 wurde die Methode der Kalorienberechnung eingeführt. Jedoch lässt sich eine Gewichtsabnahme oder Gewichtszunahme nicht ausschließlich von Kalorien abhängig machen, wie auch schon Banting herausgefunden hat. Es kommt darauf an was man isst und nicht auf die Menge der Lebensmittel. Auch Dr. Alfred Pennigton kam zu dem Ergebnis, dass die überschüssigen Kohlenhydrate im Körper nicht gebraucht werden und diese als Körperfett gespeichert werden, weshalb dieser eine Ernährung mit viel Fett, aber wenig Kohlenhydrate verordnete. Die Teilnehmenden berichteten, dass sie sich mit dieser Ernährungsform wohl fühlten und auch keinerlei Hunger verspürten und nahmen auch deutlich ab.

3. Strenges Low Carb:

Diese Variante gilt für Menschen mit starken gesundheitlichen Beschwerden, starkem Übergewicht, Zuckersucht/Esssucht und weniger körperlicher Aktivität. Um eine bessere körperliche Verfassung zu erreichen, sollte man die Low Carb Ernährung strenger durchsetzen. Die strenge Low Carb Variante besteht aus stärkearmen Gemüse, Salaten und einem hohen Anteil an Fetten. Zucker und Brot wird komplett vermieden, während der Schwerpunkt Gemüse und gesunde Fette sein sollten. Auch Obst und Nüsse sollten nur in kleinen Mengen verzehrt werden.

4.Ketogene Ernährung:

Dies ist eine besonders strenge Variante, da der Fettanteil bei etwa 70 Prozent liegt, die Kohlenhydrate bei 10 Prozent und der Eiweißanteil bei 20 Prozent. Der Körper befindet sich hier im ständigen Fettstoffwechsel, so wie beim Fasten. Bei Erkrankungen, wie Epilepsie, Krebs, Alzheimer, Migräne und Multipler Sklerose, kann diese Ernährungsform als Ergänzung zur Behandlung eingesetzt werden. Bitte sprechen Sie dies vorher mit Ihrem Arzt ab. Wie Sie sehen, gibt es kein richtig oder falsch. Sie können 100 – 150 g Kohlenhydrate am Tag essen oder auch nur 50 g Kohlenhydrate. Es hängt von Ihrer eigenen Ausgangssituation ab und was Sie damit erreichen möchten. Auch die Übergänge, der verschiedenen Varianten und Stile, können fließend sein.

Die Geschichte von Low Carb

Low Carb ist keine Erfindung der Moderne, auch wenn diese Ernährungsform immer beliebter wird. Die Idee von Low Carb lässt sich auf den Arzt Dr. Harvey zurückführen. Der Bestattungsunternehmer William Banting suchte 1862 den Arzt auf, um sein Übergewicht und seine Hörprobleme behandeln zu lassen. Der HNO-Arzt William Harvey war der Meinung, dass seine Hörprobleme durch das Übergewicht zustande kam. Deshalb sollte Banting eine Diät halten und auf Kartoffeln, Zucker und Bier verzichten.

Der Arzt sah folgenden Ernährungsplan vor:

– Bis zu 180 g Fleisch und Fisch
– Gemüse (außer Kartoffeln)
– Rotwein anstatt Bier
– Pro Mahlzeit nur 30 g Brot

Banting hielt sich an die Anweisungen, nahm ab und seine Hörprobleme verbesserten sich. Diese Behandlungsmethode fasste der Arzt 1863 in dem Buch „Letter on Corpulence" zusammen.

Der Forscher Vilhjamlmur Stefanssons, der 11 Jahre in der Arktis mit Inuits zusammen lebte, kam zu dieser Schlussfolgerung, dass zu viele Kohlenhydrate schaden können. Obwohl sich die Inuits hauptsächlich von Fetten ernährten, waren sie bei guter Gesundheit. Deshalb unternahm er einen Selbstversuch und ernährte sich so wie die Inuits und ließ dies von medizinischen Fachpersonal überwachen. Schlimme Auswirkungen konnten nicht festgestellt werden. Bis heute ist dies als die „Inuit-Diät" bekannt.

Dr. Robert Atkins fasste viele Ergebnisse aus den 50er Jahren zusammen , die er in seinem Buch „New Diet Revolution“ im Jahr 1992 veröffentlicht. Daher auch der Name Aktins-Diät. Man solle die Ernährungspyramide der FDA überdenken, die seit Jahrzehnten 6 bis 11 Portionen Getreide am Tag empfehlen.

Wie sieht Low Carb heute aus?
Es gibt mehrere „Strömungen“ der Low Carb Ernähung. Die hauptsächlichen Unterschiede liegen in den Grundnährstoffen von Kohlenhydrate, Fette und Eiweiße. Einige sind liberaler, die anderen strenger. Einige achten auch auf Nachhaltigkeit und auf das Tierwohl.

1.Atkins:

Diese Diät lässt sich auf den Ernährungswissenschaftler und Kardiologen Robert Aktins zurückführen. Er fand heraus, dass überschüssige Kohlenhydrate in Fett umgewandelt und im Körper gespeichert werden.
Die Aktins-Diät kann man in vier verschiedene Phasen aufteilen:

- Die erste Phase dauert 14 Tage und man darf in dieser Zeit nur 20 Gramm Kohlenhydrate pro Tag essen. Auf Brot soll komplett verzichtet werden und man solle um so mehr Salate und Gemüse essen. So beginnt die Ketose.

Die zweite Phase dauert etwa 2 bis 8 Wochen. In dieser Zeit soll der Gewichtsverlust stattfinden. Jeden Tag darf man jedoch ein paar Gramm mehr Kohlenhydrate konsumieren. Um Mangelerscheinungen zu verhindern, werden Nahrungsergänzungsmittel empfohlen.
Die Kohlenhydrate werden weiter gesteigert.
In der letzten Phase soll das Wunschgewicht gehalten werden. Die Diät soll als eine dauerhafte Ernährungsform bzw. als eine Ernährungsumstellung angesehen werden. Kartoffeln, Brot und andere Kohlenhydrate sollen nur noch wenig konsumiert werden. Sie sollten insgesamt 40-45 Prozent Fett zu sich nehmen, 40 Prozent Eiweiß und 15-20 Prozent Kohlenhydrate.

Jedoch ist diese Diät nicht für Menschen zu empfehlen, die unter Herz-Kreislauf-Beschwerden leiden, da dem Körper sehr viele Fette zugeführt werden. Achten Sie darauf, dass Ihre Ernährung nicht zu einseitig wird.

2.Schlank im Schlaf:

Schlank im Schlaf wird auch die Dr. Pape Diät genannt. Dr. Detlef Pape ist Ernährungsmediziner und Internist und hat 2006 das Buch „Schlank im Schlaf“ veröffentlicht. Entscheidend ist bei dieser Diät das Insulin. Wer viele Kohlenhydrate verspeist, schüttet auch vermehrt Insulin aus und das verhindert den Fettabbau. Der Arzt empfiehlt deshalb abends auf Kohlenhydrate zu verzichten. Der Diätplan sieht folgendermaßen aus:

- Morgens: Kohlenhydrate, wie Brötchen und Müsli, aber auf Eiweiße muss morgens verzichtet werden. Statt Käse, Butter und Wurst, gibt es Marmelade oder Gemüseaufstriche auf dem Brot.
- Mittags: Ausgewogene Mischkost
- Abends: Kohlenhydratarm, wie Fleisch, Fisch, Salat und Gemüse
- Zwischen den Mahlzeiten sollten etwa 5 Stunden Pause liegen.

3. LOGI-Methode:

LOGI steht hier für "Low Glycemic and Insulinemic Diet". Diese Ernährungsform soll den Blutzucker und den Insulinspiegel senken. Die Kohlenhydratzufuhr soll reduziert werden. Hier müssen weder Kalorien gezählt werden, noch muss man hungern. Es ist keine kurzfristige Diät, sondern eine langfristige Ernährungsumstellung. Nicolai Worm, ein Ökotrophologe, entwickelte die LOGI-Methode für Menschen mit Insulinresistenz. Ein Hungergefühl soll, durch reichhaltige Lebensmittel, vermieden werden. Es sollen drei Hauptmahlzeiten und zwei Zwischenmahlzeiten gegessen werden.

Kohlenhydrate sollen nur morgens zum Frühstück verspeist werden, denn morgens ist die Insulinsensitivität am höchsten. Vermeiden Sie Speisen, wie Süßigkeiten, Weißmehl, helle Nudeln, weißer Reis, verarbeitete Lebensmittel und gesüßte Getränke. Ausnahmen sind jedoch erlaubt, aber nur im geringen Maße. Vollkornprodukte sind auch im Maße erlaubt.
Essen Sie vermehrt Lebensmittel, die eine geringe Blutzuckerwirkung und viele Ballaststoffe haben, wie Gemüse, Pilze, zuckerarme Obstsorten (wie Zitronen, Erdbeeren, Blaubeeren), pflanzliche Öle, Hülsenfrüchte, Nüsse und Vollkorngetreide. Die Mahlzeiten sollen zu einem Drittel aus Eiweißen bestehen. Die anderen zwei Drittel aus Gemüse.

4.LCHF:

Diese Diät hat ihren Ursprung in Schweden. Dr. Annika Dahlquist hat sich für eine fettreiche, dafür kohlenhydratarme Ernährung eingesetzt. Mit ihrer Arbeit wollte sie den Menschen die Angst vor Fetten nehmen. Lange Zeit galt das Vorurteil, dass Fette per se schlecht seien. Doch immer mehr Krankheiten entstehen, weil die Menschen zu viele Kohlenhydrate konsumieren. Die LCHF-Diät besteht aus drei Regeln;

- Weniger Kohlenhydrate konsumieren.
- Mehr gesunde Fette verspeisen.
- Unverarbeitete Lebensmittel essen.

5.Glyx:

Glyx ist eine Abkürzung für den glykämischen Index. Dies ist eine weiterentwickelte Low-Carb-Diät. Hier werden Kohlenhydrate nicht vermieden, sondern in gute und schlechte Kohlenhydrate unterteilt. Man soll abnehmen ohne hungern zu müssen. Denn nicht das Essen führt zu Übergewicht, sondern die Auswahl an Lebensmitteln. Je höher der Glyx desto mehr steigt der Blutzuckerspiegel. Der Blutzuckerspiegel sollte immer konstant sein, damit die Blutzuckerwerte sinken können.
Was darf bei dieser Diät gegessen werden?

- Ideal sind Lebensmittel, die einen Glyx unter 55 haben, wie zum Beispiel Vollkornprodukte, Obst, Milchprodukte und Hülsenfrüchte.
- Lebensmittel mit einem hohen Glyx sollten nur im geringen Maße verzehrt werden.

Beispiele für die Mahlzeiten:

- Frühstück: Bircher-Müsli
- Mittagsessen: Als Vorspeise eine Gemüsesuppe oder einen Salatteller und als Hauptgericht einen Apfel-Zwiebel-Couscous-Salat
- Snack: Gemischter Obstsalat mit Joghurt oder Energyballs
- Abendessen: Rotkohlsalat mit Linsen

6. No Carb:

Bei der No Carb Diät werden alle Kohlenhydrate vom Ernährungsplan gestrichen und stattdessen durch Fette und Eiweiße ersetzt. Da dem Körper keinerlei Kohlenhycrate mehr zugefügt werden, handelt es sich hierbei um eine ketogene Diät. Die Hauptbestandteile der Ernährung sind:

- Fleisch
- Meeresfrüchte
- Käse
- Eier
- Butter
- Milchprodukte
- Gemüse

Aber bitte beachten Sie: Eine No-Carb-Diät muss medizinisch betreut werden, da Ihr individueller Proteinbedarf und Energiebedarf berechnet werden muss. Sowohl der Blutzuckerspiegel als auch der Urin sollten regelmäßig untersucht werden. Hier kann es sehr schnell zu Mangelerscheinungen kommen.

Ist Low Carb eine Diät?

Low Carb ist keine klassische Diät, die das Ziel hat Gewicht und Nahrung zu reduzieren. Es ist eine langfristige Ernährungsumstellung. Das Ziel von Low Carb ist es gesund und fit zu bleiben. Wenn Sie Gewicht verlieren wollen, sollten Sie immer eine dauerhafte Ernährungsumstellung in Betracht ziehen.

Obwohl bei einer Low Carb Ernährung meist keine Kalorien gezählt werden, wird natürlich etwas reduziert und zwar die Kohlenhydrate. Das Ziel bei Low Carb ist es, dass dem Körper, durch eine kohlenhydratarme Ernährung, nicht mehr genügend Energie hinzugefügt wird und der Körper auf seine Fettreserven zurückgreifen muss. Er zieht seine Energie aus Fettsäureabbauprodukten, die sogenannten Ketonkörper. Dies führt natürlich dazu, dass der Körper Gewicht verliert, auch wenn es nicht unbedingt das Ziel von Low Carb sein soll.

Ob Low Carb als Diät oder als Ernährungsumstellung angesehen wird, hängt also immer von dem Menschen ab, der dies durchführt. Der eine nutzt es als Diät, um Gewicht zu verlieren, während die anderen es als eine Ernährungsumstellung betrachten.

Welche Vor – und Nachteile hat Low Carb?

Die Vorteile von Low Carb:

- Erfolgreich und langfristig abnehmen:
- Während Low Carb bekommt der Körper nährstoffreichere Lebensmittel, wie Gemüse, Salate, Obst, Nüsse, gesunde Fette. Somit wird der Körper mit allen wichtigen Nährstoffen versorgt. Und wo kein Mangel ist, entstehen auch keine Heißhungerattacken.
- Durch den hohen Eiweißanteil, bleibt das Sättigungsgefühl länger bestehen. Somit nascht man nicht alle 2 Stunden, sondern isst alle 4 bis 5 Stunden eine Mahlzeit oder Zwischenmahlzeit

1. Diabetes reduzieren:
Einige Menschen, die an Diabetes erkrankt sind, können unter der Low Carb Ernährungsumstellung, ihre Medikamente reduzieren oder sogar auf die blutzuckersenkenden Arzneien verzichten. Durch Low Carb verbessern sich die Blutzuckerwerte und man fühlt sich insgesamt gesünder.

2.Senkt den Blutdruck:
Studien besagen, dass eine kohlenhydratarme Ernährung den Blutdruck senken kann. Somit sind Herz-Kreislauf-Beschwerden geringer.

3. Vermindert Migräne:
Migräne hängt mit starken Stoffwechselschwankungen zusammen. Dies wird bei einer Low Carb Ernährung vermieden. Viele Migränepatienten erleben eine Besserung der Symptome.

4. Reduziert Entzündungen:
Durch den hohen Gemüse und Omega 3 Anteil in der Nahrung, werden Entzündungen im Körper reduziert. Da der Insulinspiegel bei Low Carb geringer ist, sind auch die Entzündungsreaktionen geringer.

5. Gut für den Darm:
Viele Menschen haben Last mit dem Darm, zum Beispiel durch Fehlbesiedlung mit Bakterien, Unverträglichkeiten, Entzündungen, Gastritis oder Autoimmunerkrankungen. Da Low Carb eine reizarme Ernährung ist, kann sie dem Darm helfen zu heilen oder Krankheiten vorzubeugen. Neben der Ernährung, können auch Stress und Medikamente zu Darmerkrankungen führen.

6.Mehr Energie:
Durch Low Carb haben die meisten Menschen mehr Energie. Man ist weniger müde und kann sich besser konzentrieren. Dies liegt an den stabileren Blutzuckerwerten und der guten Nährstoffversorgung.

Die Nachteile von Low Carb:

1. Etwa 75 Prozent der Menschen können von Low Carb profitieren, aber diese Ernährungsweise ist nicht für jeden etwas. Es gibt Personen, die einfach „Kohlenhydratmenschen“ sind. Deren Stoffwechsel kann Kohlenhydrate gut verarbeiten. Wer merkt, dass er mit Low Carb nicht gut klar kommt, soll sich dazu nicht zwingen. Man gehört dann einfach zu den 25 Prozent der Menschen, die mit Kohlenhydraten gesünder leben.

2. Obwohl eine Low Carb Ernährung bei einigen Menschen langfristig zu mehr Energie führt, kann dies bei einigen Menschen auch das Gegenteil bewirken. Zumindest zu Beginn. Da es zu einem starken Fettabbau kommt, wo der Körper Ketonkörper produziert, könnte es anfangs zu Muskelkrämpfen, Kopfschmerzen, Blähungen, Konzentrationsprobleme, Durchfall, Hautunreinheiten oder Übelkeit kommen. Allerdings bekommen die meisten Menschen nur in der Anfangsphase diese Symptome. Im Laufe der Zeit geht es einem besser. Falls die Symptome bei Ihnen nach 2 Wochen nicht verschwinden, brechen Sie die Ernährungsumstellung erst einmal ab und reden mit einem Arzt.

3. Es kann zu einer Mangelernährung kommen: Einige Ernährungswissenschaftler kritisieren nämlich bei Low Carb, dass eine Reduzierung der Kohlenhydrate und eine erhöhte Aufnahme an Fetten und Eiweißen, zu einer Mangelernährung führen kann. Viele Menschen berücksichtigen auch nicht die Qualität der Fette. Wichtig ist es vor allem ungesättigte Fettsäuren zu konsumieren und nicht nur gesättigte. Für Veganer und Vegetarier bringt die Ernährungsform auch einige Nachteile. Neben den Verzicht auf Fleisch und Milchprodukte, kommt dann ja noch der Verzicht auf Kohlenhydrate dazu.

4. Einige Studien zeigen, dass eine Ernährungsform mit wenig Kohlenhydraten, zu einer hohen Fettablagerung in den Arterien führen kann. Dies kann dazu führen, dass sich das Schlaganfallrisiko und das Herzinfarktrisko erhöhen. Deshalb achten Sie darauf, größtenteils nur gesunde Fette zu essen.

5. Eine erhöhte Aufnahme von Fetten und Eiweißen, kann Nierenprobleme erhöhen: Dies geschieht durch einen hohen Cholesterinspiegel und es kann auch zu Gichtanfällen kommen. Auch hier sei gesagt, dass die ungesunden Fette eine Rolle spielen. Wer eh schon an Nieren – oder Leberproblemen leidet, sollte sich nicht Low Carb ernähren.

Die besten Tipps für den Start

1.Informationen:

Zu Beginn sollten Sie sich gut über Low Carb informieren, um herauszufinden, ob es die richtige Ernährungsform für Sie ist. Denn nicht jeder kommt mit Low Carb zurecht. Falls Sie unsicher sind, reden Sie mit Ihrem Arzt über das Thema und planen Sie gründlich, bevor Sie mit der Ernährungsumstellung starten.

2.Regelmäßige Mahlzeiten:

Essen Sie 5 Mahlzeiten am Tag anstatt nur zwei oder drei größere Mahlzeiten. Teilen Sie Ihre Mahlzeiten folgendermaßen auf:

- Frühstück
- Zwischenmahlzeit
- Mittagessen
- Zwischenmahlzeit
- Abendessen

Wer seinem Körper regelmäßig Nahrung gibt, sorgt dafür, dass der Blutzuckerspiegel stabil bleibt. Somit regulieren Sie den Appetit und Sie haben weniger das Bedürfnis Süßigkeiten oder andere Kohlenhydrate zu essen.

3.Ausreichende Zufuhr von Vitaminen und Mineralstoffen

Besonders bei einer Low Carb Ernährung, sind genügend Mineralstoffe und Vitamine von großer Bedeutung. Essen Sie mehrmals täglich Obst und Gemüse zu den Mahlzeiten oder trinken Sie stattdessen einen Shake oder einen Smoothie.

Achten Sie vor allem auf folgende Nährstoffe: Kalzium, Fluorid, Magnesium, Eisen, Jod, Folsäure, Vitamin D und Vitamin E. Falls Sie diese Mineralstoffe und Vitamine nicht über die Nahrung aufnehmen können, nehmen Sie ein Nahrungsergänzungsmittel.

4.Ballaststoffreiches und eiweißhaltiges Frühstück

Da der Körper morgens am besten Kohlenhydrate verarbeiten kann, essen Sie eine geringe Menge davon zum Frühstück. Zum Beispiel ein zuckerfreies Müsli mit frischem Obst. Dazu Joghurt oder Quark. Vermeiden Sie aber auf alle Fälle Weißbrot.

5.Fettreiche und eiweißreiche Ernährung

Durchschnittlich sollte bei einer Low Carb Ernährung die Verteilung folgendermaßen aussehen:

- 50 – 60 Prozent Fett
- 20 – 35 Prozent Eiweiß
- 15 – 30 Prozent Kohlenhydrate

Dies kann aber variieren. Je nachdem für welche Low Carb Richtung Sie sich entscheiden.

6.Wenige, aber dafür die richtigen Kohlenhydrate essen

Der Kohlenhydratanteil soll bei einer Low Carb Ernährung täglich etwa nur 100 – 120 g ausmachen. Achten Sie auf Kohlenhydrate, die einen niedrigen glykämischen Index aufweisen. Essen Sie also KEIN Weißbrot, Süßigkeiten, Kartoffelpüree oder gezuckertes Müsli. Greifen Sie lieber auf Vollkornnudeln oder Hülsenfrüchte zurück. Es ist auch möglich vor Einnahme von Kohlenhydraten, einen Kohlenhydratblocker, wie Naturaslim C-Block, einzunehmen. Dies sollte aber mit dem Arzt abgesprochen werden.

7.Hohe Proteinzufuhr

Während der Low Carb Ernährung benötigt der Körper viele Proteine. Täglich sollten Sie 1-2 g Proteine pro Kilogramm Körpergewicht zu sich nehmen. Besonders das Abendessen, sollten Sie eiweißreicher gestalten, wie zum Beispiel Rohkostsalat mit Tofu oder Fisch. Nehmen Sie abends die kleinste Mahlzeit zu sich, weil der Stoffwechsel abends langsamer ist.

8.Gesunde Fette essen

Der Fettanteil sollte bei Low Carb etwa 50 – 60 Prozent ausmachen. Fett ist per se nicht schlecht. Allerdings kommt es hier auf die Qualität an. Man unterscheidet zwischen gesättigten Fettsäuren (meist tierisch) und ungesättigten Fettsäuren (meist pflanzlich). Doch gesättigte Fettsäuren wirken sich meist schlecht auf den Cholesterinspiegel aus. Verzehren Sie also hauptsächlich ungesättigte Fettsäuren, wie Olivenöl statt Butter oder Tofu anstatt Fleisch.

9.Genügend trinken

Wir bestehen zu etwa 60 Prozent aus Wasser. Deshalb sollten wir unseren Körper regelmäßig mit Flüssigkeit versorgen. Trinken Sie täglich 2 bis 3 Liter. Wenn Sie sich sportlich betätigen oder Sie Gewicht verlieren wollen, sollten Sie sogar noch mehr Wasser trinken.

10. Kein Alkohol konsumieren

Alkohol enthält sehr viele Kalorien und regt den Appetit an. Deshalb sollte man, während der Low Carb Ernährung, auf Alkohol möglichst verzichten. Besonders Bier sollten Sie vermeiden. Wenn Sie auf Alkohol nicht komplett verzichten wollen, greifen Sie lieber zu einem trockenen Rotwein oder Weißwein.

11. Refeed – Day

Lege einen Tag in der Woche fest, um deinen Kohlenhydratspeicher wieder aufzufüllen. Iss an einem Tag, zum Beispiel am Sonntag, wieder etwas mehr Kohlenhydrate, dafür weniger Fette. Damit vermeidest du, dass dein Körper den Stoffwechsel herunterfährt. Bei einer ausgewogenen Ernährungsumstellung, musst du auch nicht komplett auf Süßigkeiten und anderen Naschereien verzichten. Sie sollten nur in sehr geringem Maße konsumiert werden.

12. Alternativen für leckere Sachen finden

Pflanzenmilch statt Kuhmilch: Wenn Sie, statt einem Glas Milch, ein Glas Mandeldrink trinken, sparen Sie 10 g Kohlenhydrat ein. Wer mag, kann die Mandelmilch auch selber herstellen.

Blumenkohl statt Reis: Wenn Sie einen Kopf Blumenkohl mit der Küchenmaschine zerkleinern, nimmt dieser eine kornige Konsistenz an. Kochen Sie dies in 50 ml Salzwasser bei geringer Temperatur und servieren Sie dies wie Reis.

Zucchini Spaghetti anstatt Pasta: Schneiden Sie die Zucchini mit einem Sparschäler wie Spaghetti und kochen Sie diese mit Olivenöl im Salzwasser. Servieren Sie dazu eine leckere Tomaten – oder Bolognese-Soße. Alternativ gibt es auch Konjak-Nudeln, die kaum Kohlenhydrate enthalten und zu 95 Prozent aus Wasser bestehen.

Senf anstatt Ketchup: Auch in Ketchup sind viele Kohlenhydrate enthalten. Würzen Sie stattdessen lieber mit Senf oder stellen Sie Ihren eigenen Ketchup ohne Zucker her.

Nussmehl anstatt Semmelbrösel: Brauchen Sie für ein (Gemüse-) Schnitzel eine leckere Panade, wollen aber auf unnötige Kohlenhydrate verzichten? Dann hacken Sie Nüsse Ihrer Wahl, verquirlen diese mit einem Ei oder Eiersatz und bepinseln das Schnitzel damit ein. Auf das Backblech legen und etwa bei 200 Grad für 15 min backen lassen.

13. Snacks für unterwegs zubereiten:

Nehmen Sie für unterwegs immer einen kleinen Snack mit, wie Nüsse, Himbeeren, Gemüse-Sticks etc. So kommen Sie nicht in Versuchung sich beim Bäcker oder bei einer Imbissbude etwas zu kaufen.

Nun haben Sie einen kleinen Einblick in die Low Carb Ernährung bekommen und können jetzt die leckeren Rezepte ausprobieren und nachkochen.

Viel Erfolg und Guten Appetit!

FRÜHSTÜCK

MANDELQUARK MIT FRISCHEN FRÜCHTEN

Zutaten für 2 Portionen:

- 200 g Honigmelone
- 100 g Himbeeren
- 30 g Mandelplättchen
- 30 g Mandelmus
- 45 g Xylit oder Erythrit
- 3 EL Sprudelwasser
- Etwas Zimt

Zubereitung:
Vermengen Sie einfach die oben genannten Zutaten miteinander und lassen Sie es sich schmecken! Natürlich können die Fruchtkomponenten im Rahmen der Maßangaben nach Belieben ausgetauscht werden.

Nährwerte pro Portion: 264 kcal, 5 g Fett8 g Kohlenhydrate, 18 g Eiweiß

PROTEIN - PANCAKES

Zutaten für 4 Portionen:

- 20 g Vanille Eiweißpulver
- 50 ml Milch
- 2 Eier
- 20 g Frischkäse
- Etwas Süßstoff nach Bedarf
- Eine Messerspitze Backpulver

Zubereitung:
Geben Sie alle Zutaten in eine Schüssel und verrühren Sie diese zu einem cremigen Teig. Geben Sie diesen portionsweise in eine heiße Pfanne und backen Sie Ihre Pancakes von beiden Seiten nacheinander ab, bis sie goldbraun sind. Guten Appetit!

Nährwerte pro Portion: 73 kcal, 3 g Fett, 2 g Kohlenhydrate, 6 g Eiweiß

GRÜNER SMOOTHIE MIT KIWI UND AVOCADO

Zutaten für 2 Portionen:

- 2 Tassen Wasser
- ½ Banane
- 2 Kiwis
- 1 Mango
- 1 Avocado
- 10 Grünkohl Blätter

Zubereitung:
Schälen Sie die Kiwis, die Banane, die Mango und die Avocado und schneiden das Fruchtfleisch in Stücke. Zusammen mit dem Wasser und den Grünkohlblätter in den Mixer geben und bis zur gewünschten Konsistenz pürieren. Gesund und lecker in den Tag starten.

Nährwerte pro Portion: 391 kcal, 24 g Fett, 33 g Kohlenhydrate, 4 g Eiweiß

OMLETTE MIT SCHINKEN UND LAUCH

Zutaten für 2 Portionen:

- 3 Eier
- 2 Eigelb
- 1 Packung gekochter Schinken
- 1 Stange Lauch
- 50 g Parmesan
- 100 g Creme Fraiche
- 50 ml Milch,
- Etwas Butter
- Salz, Pfeffer
- eine Prise Muskat zum Abschmecken

Zubereitung:

Schneiden Sie zuerst den Schinken in kleine Würfel. Den Lauch teilen Sie zunächst längs und schneiden ihn anschließend in Scheiben. Schmelzen Sie die Butter in einer kleinen Pfanne und geben Sie Schinken und Lauch hinzu. Währenddessen können Sie die Milch zusammen mit der Creme Fraiche zum Kochen bringen. Rühren Sie ca. 2/3 des Parmesans unter die Masse, so dass er langsam schmilzt. Nehmen Sie den Topf vom Herd und fügen Sie die Eier und die Eigelbe hinzu. Verarbeiten Sie alles zu einer glatten Masse und schmecken Sie nach Belieben mit Salz, Pfeffer und Muskatnuss ab. Während Sie den Backofen auf 160 Grad vorheizen geben Sie den Omelette-Teig aus den Eiern, der Milch und der Creme Fraiche über Schinken und Lauch. Streuen Sie den übrigen Parmesankäse über das Omelette und garen Sie es für ca. 20 Minuten im Ofen.

Nährwerte pro Portion: 573 kcal, 41 g Fett, 7 g Kohlenhydrate, 43 g Eiweiß

OMELETTE MIT KÄSE

Zutaten für 1 Portionen:

- 2 Eier
- 2 EL gehobelter Bergkäse
- 400 g gestückelte Tomaten
- 1 EL Frühlingszwiebeln
- ½ TL Zitronensaft
- 1 TL Butter
- 2 EL Schnittlauchröllchen
- Muskat
- Salz, Pfeffer

Zubereitung:

Geben Sie zunächst etwas Butter in eine Pfanne, verquirlen Sie die Eier mit Salz, Pfeffer, dem Zitronensaft und etwas Muskatnuss. Geben Sie die Masse zusammen mit den Frühlingszwiebeln und den Tomaten bei geringer Hitze in die Pfanne und schwenken Sie sie dabei hin und her, um ein Anbrennen zu verhindern. Sobald die Eier an der Oberseite zu stocken beginnen, streuen Sie etwas von dem Bergkäse über das Omelette und ziehen die Pfanne vom Herd. Mit dem Schnittlauch garniert servieren und heiß genießen.

Nährwerte pro Portion: 415 kcal, 22 g Fett, 33 g Kohlenhydrate, 21 g Eiweiß

RÜHREI MIT FRISCHEN NORDSEEKRABBEN

Zutaten für 4 Portionen:

- 100 g frische Nordseekrabben
- 3 Eier
- 1 EL Frischkäse
- 1 EL Milch
- 1 EL Petersilie
- 20 g Frühlingszwiebeln
- 1 TL Rapsöl
- Salz und Pfeffer

Zubereitung:

Verquirlen Sie die Milch und die Eier mit einem Schneebesen. Waschen und schneiden Sie die Petersilie und die Frühlingszwiebeln und geben Sie sie mit einer guten Prise Salz und Pfeffer zur Ei-Masse hinzu. Erhitzen Sie das Öl in der Pfanne und lassen Sie das Rührei darin langsam stocken. Geben Sie nun die frischen Nordseekrabben hinzu und lassen Sie alles fest werden. Vor dem Servieren garnieren Sie das Rührei mit dem Frischkäse und etwas Pfeffer. Guten Appetit!

Nährwerte pro Portion: 91 kcal, 6 g Fett, 2 g Kohlenhydrate, 8 g Eiweiß

BEEREN - PORRIDGE MIT BUCHWEIZEN

Zutaten für 2 Portionen:

- 150 g Beeren nach Belieben
- 150 g Buchweizen
- 200 ml Mandelmilch
- 1 EL Süßungsmittel (z.B. Stevia)
- Eine Prise Zimt
- Eine Prise Vanille
- 1 TL Kokosöl
- Gehackte Haselnüsse nach Bedarf
- Ahornsirup nach Bedarf

Zubereitung:

Weichen Sie den Buchweizen am besten über Nacht ein, so dass Sie ihn am nächsten Morgen abgießen und mit kaltem Wasser abspülen können. Erwärmen Sie die Mandelmilch mit einer Prise Zimt und dem Buchweizen in einem kleinen Topf und rühren Sie das Kokosöl unter. Fügen Sie 1 EL Süßungsmittel und Beeren nach Ihrem Geschmack hinzu und lassen Sie die Masse etwas ziehen. Schmecken Sie Ihr Porridge mit etwas Vanille, Zimt und dem Ahornsirup ab. Servieren Sie es mit den restlichen Beeren und den gehackten Haselnüssen.

Nährwerte pro Portion: 372 kcal, 5 g Fett, 68 g Kohlenhydrate, 9 g Eiweiß

NUSSMÜSLI VOM BLECH

Zutaten für 1 Blech:

- 100 g Mandeln
- 100 g Kokosflocken
- 100 g Walnusshälften
- 100 g Haselnüsse
- 100 g getrocknete Cranberrys
- 250 g Kokosöl oder Butter
- Honig nach Bedarf
- Zimt

Zubereitung:

Heizen Sie zuerst Ihren Ofen auf 180 Grad vor. Anschließend geben Sie alle Zutaten, außer die getrockneten Cranberrys in eine Schüssel und vermengen Sie alles zu einer gleichmäßigen Masse. Verteilen Sie die Mischung auf einem Backblech und geben es für ca. 20-30 Minuten in den Ofen. Dabei mehrmals wenden und gut abkühlen lassen.

Nährwerte pro Blech: 5060 kcal, 472 g Fett, 118 g Kohlenhydrate, 60 g Eiweiß

PROTEIN-PEANUT-CRÊPES

Zutaten für 2 Portionen:

- 50 g neutrales Eiweißpulver
- 30 g Erdnussöl
- 6 Eier
- etwas Wasser
- Eine Prise Salz

Zubereitung:

Vermengen Sie das Eiweißpulver zusammen mit den Eiern und dem Salz zu einem glatten Teig. Geben Sie diesem nach und nach etwas Wasser hinzu, bis sie eine cremige Konsistenz erzielt haben. Mit jeweils ca. 2 EL des Erdnussöls werden Ihre Crêpes in der heißen Pfanne dünn ausgebacken bis sie goldgelb sind. Einfach lecker!

Nährwerte pro Portion: 400 kcal, 28 g Fett, 2 g Kohlenhydrate, 36 g Eiweiß

CHIA - PUDDING MIT HIMBEEREN

Zutaten für 5 Portionen:

- 500 ml Haselnussmilch
- 90 g Chiasamen
- 400 g Himbeeren
- 6 EL Xucker oder Erythrit
- 1 Pck. Vanillezucker

Zubereitung:

Geben Sie zuerst die Chiasamen in die Haselnussmilch und lassen Sie alles für eine halbe Stunde quellen. Rühren Sie die Masse dabei alle 10 Minuten kräftig um. Währenddessen pürieren Sie die Himbeeren und pressen Sie sie anschließend durch ein Sieb. Geben Sie das Himbeerpüree zusammen mit dem Zucker und dem Vanillezucker zu den Chiasamen und der Milch. Nun stellen Sie die Masse für ca. 2-3 Stunden in den Kühlschrank und lassen diese fest werden.

Nährwerte pro Portion: 155 kcal 6 g Fett 10 g Kohlenhydrate, 4 g Eiweiß

LOW CARB SCHOKO-MUFFINS

Zutaten für 2 Muffins:

- 1 EL Kakaopulver
- 30 g gemahlenes Mandelmehl
- 1 Ei
- 50 g Quark
- ½ TL Backpulver
- Süßstoff nach Belieben

Zubereitung:
Geben Sie alle Zutaten in eine Schüssel und verquirlen Sie diese mit einem Mixer zu einem glatten Teig. Schmecken Sie nach Belieben mit etwas Süßstoff ab und geben Sie den Teig anschließend in mikrowellengeeignete Muffinformen. Bei mittlerer Hitze können Sie die Förmchen für 3 Minuten in die Mikrowelle geben. Überprüfen Sie mit Hilfe eines Holzstäbchens nach Ablauf der Zeit, ob kein Teig kleben bleibt. Vor allem warm serviert ein wahrer Genuss!

Nährwerte pro Portion: 136 kcal, 7 g Fett, 3 g Kohlenhydrate, 13 g Eiweiß

FLUFFIGE LOW-CARB PANCAKES

Zutaten für 4 Portionen:

- 2 Eier Größe M
- 50 ml Milch (1,5% Fett)
- 20 g Eiweißpulver mit Vanillegeschmack
- 20 g Frischkäse (5%)
- Etwas Süßstoff nach Belieben
- 1 Prise Backpulver

Zubereitung:
Vermengen Sie alle Zutaten in einer großen Rührschüssel zu einer cremigen Masse. In einer gut beschichteten bzw. leicht eingefetteten Pfanne können die Pancakes portionsweise abgebacken werden, bis sie goldbraun sind.
Der amerikanische Klassiker mit hohem Proteingehalt, just tasty!

Nährwerte pro Portion: 73 kcal, 5 g Fett, 2 g Kohlenhydrate, 6 g Eiweiß

KOKOSTRAUM BROTAUFSTRICH

Zutaten für 4 Portionen:

- 50 g Kokosöl
- 30 g gemahlene Mandeln
- 80 g weiße Schokolade, zuckerfrei
- 50 g Kokosraspeln
- frisches Vanillemark

Zubereitung:
Vermahlen Sie die Mandeln und die Kokosraspeln miteinander, am besten mit einem Mörser und erwärmen nebenbei das Kokosöl in einem kleinen Topf. Wenn es flüssig ist, können Sie es zu der Mandel-Kokosmasse geben und zusammen mit dem Vanillemark vermengen. Schmelzen Sie die weiße Schokolade in einem Wasserbad und rühren Sie auch diese unter die Masse. Zum Schluss pürieren Sie nochmals alles gut durch und füllen die cremige Masse in ein leeres Einmachglas. Nun gut kaltstellen und einem karibischen Frühstück steht nichts mehr im Weg.

Nährwerte pro Portion: 258 kcal, 21 g Fett, 10 g Kohlenhydrate, 4 g Eiweiß

SOJAFLÖCKCHEN MIT SCHOKO

Zutaten für 1 Blech:

- 50 g Sojakerne
- 150 g Sojaflocken
- 1 TL flüssiger Süßstoff
- 20 g Kakaopulver
- 4 EL Wasser

Zubereitung:
Zuerst verrühren Sie das Wasser mit dem Süßstoff und dem Kakaopulver solange, bis keine Klümpchen mehr zu sehen sind und der Kakao sich vollständig aufgelöst hat. Anschließend fügen Sie die Sojakerne, sowie die Flocken hinzu und rühren nochmals kräftig durch. Verteilen Sie die Masse gleichmäßig auf einem mit Backpapier ausgelegten Backblech und geben es bei ca. 200 Grad für ungefähr 25 Minuten in den Ofen. Am besten nutzen Sie Ober- und Unterhitze, um den Rösteffekt zu verstärken. Auskühlen lassen und genießen!

Nährwerte pro Blech: 723 kcal, 36 g Fett, 9 g Kohlenhydrate, 72 g Eiweiß

SOMMERLICHER THUNFISCHAUFSTRICH

Zutaten für 4 Portionen:

- 50 g Thunfisch im eigenen Saft
- 125 g Magerquark
- 1 TL Sardellenpaste
- ½ Zwiebel
- Etwas Zitronensaft
- 2 EL Sprudelwasser
- Salz und Pfeffer

Zubereitung:

Verrühren Sie das Sprudelwasser mit dem Magerquark zu einer glatten Masse. Schneiden Sie die Zwiebeln so fein wie möglich und geben diese zusammen mit dem abgetropften Thunfisch in die Quarkmasse. Verrühren Sie nun alles zusammen mit der Sardellenpaste und etwas Zitronensaft. Schmecken Sie den Aufstrich mit Salz und Pfeffer ab und streichen Sie ihn auf eine frische Scheibe (Low-Carb) Brot. Der Aufstrich eignet sich auch hervorragend als Dip für Gemüsesticks.

Nährwerte pro Portion: 51 kcal, 0,4 g Fett, 3 g Kohlenhydrate, 8 g Eiweiß

STRACCIATELLA-ORANGEN-QUARK

Zutaten für 4 Portionen:

- 10 g Kokosraspeln
- Etwas Mineralwasser
- 250 g Quark
- 1 Orange
- 20 g geraspelte Zartbitterschokolade
- ½ TL Zimt

Zubereitung:

Schälen Sie zunächst die Orange und würfeln Sie das Fruchtfleisch in kleine Stücke. Geben Sie alle weiteren Zutaten in eine Schüssel und verrühren Sie alles gut miteinander. Heben Sie anschließend die Fruchtstücke unter. Kalt serviert ein wahrer Genuss!

Nährwerte pro Portion: 101 kcal, 3 g Fett, 8 g Kohlenhydrate, 8 g Eiweiß

HIMBEER - SMOOTHIE

Zutaten für 2 Gläser:

- 2 EL Zitronensaft
- 100 g tiefgekühlte Himbeeren
- 100 ml Wasser
- 3 ml Süßstoff
- 100 ml fettarmer Kefir

Zubereitung:

Lassen Sie die Himbeeren auftauen. Waschen Sie diese anschließend kurz unter kaltem Wasser. Geben Sie alle Zutaten in einen Mixer und pürieren Sie diese bis die gewünschte Konsistenz erreicht ist. Schmecken Sie den fertigen Smoothie nochmals ab und süßen Sie diesen gegebenenfalls mit mehr Süßstoff nach.

Nährwerte pro Portion: 51 kcal, 1 g Fett, 6 g Kohlenhydrate, 3 g Eiweiß

WEISSER TEE- SMOOTHIE

Zutaten für 2 Gläser:

- Eiswürfel
- 1 Beutel weißer Tee
- ½ kleine Karambole (Sternfrucht)
- 1 kleine Cherimoya
- Flüssiger Süßstoff bei Bedarf
- 50 g Joghurt (0,3 % Fett)

Zubereitung:

Bringen Sie 150 ml Wasser zum Kochen und lassen Sie den weißen Tee darin ziehen. Entfernen Sie nach der angegebenen Ziehzeit den Teebeutel und lassen Sie diesen für 30 Minuten abkühlen. Schälen Sie währenddessen die Cherimoya, halbieren und entkernen Sie diese. Schneiden Sie die Cherimoya nun klein und geben Sie diese zusammen mit dem Joghurt in ein hohes Gefäß. Schmecken Sie diese Mischung mit etwas Süßstoff ab. Schneiden Sie die gewaschene Karambole in kleine Scheiben und stellen Sie diese zur Seite. Gießen Sie den abgekühlten Tee zusammen mit dem Eiswürfel zu dem Joghurt und mixen Sie alles schaumig. Teilen Sie den Smoothie in zwei Gläser auf und garnieren Sie diese zum Servieren mit den Karamboleschieben.

Nährwerte pro Portion: 78 kcal, 1 g Fett, 7 g Kohlenhydrate, 5 g Eiweiß

SCHOKOLADENWAFFELN

Zutaten für 2 Portionen:

- 3 Eier (Größe M)
- 3 EL gemahlene Mandeln
- 1 große Banane
- 1 EL Kokosöl
- 3 EL gemahlene Mandeln
- 2 EL Mandelmehl
- 1 EL Kakaopulver
- 2 TL Agavendicksaft
- 1 Messerspitze Backpulver
- ein bisschen Öl für das Waffeleisen

Zubereitung:

Während das eingefettete Waffeleisen vorheizen kann, wird die Banane mit Hilfe einer Gabel zu einem gleichmäßigen Mus verarbeitet. Anschließend können Sie die restlichen Zutaten nacheinander unterrühren, bis ein cremiger Teig entsteht. Hat das Waffeleisen die gewünschte Temperatur erreicht, einfach den Teig vorsichtig einfüllen und die Waffeln nacheinander abbacken. Heiß servieren und genießen!

Nährwerte pro Portion: 378 kcal, 23 g Fett, 21 g Kohlenhydrate, 19 g Eiweiß

KÄSE-SCHINKEN-SANDWICH

Zutaten für 1 Portion:

- 1 TL Butter oder Magerquark
- 2 Eiweiß-Brotscheiben
- 1 (Gewürz-) Gurke
- ½ Tomate
- 2 Scheiben KochSchinken
- 1 Scheibe Käse
- 2 Blätter Kopfsala

Zubereitung:

Geben Sie die Eiweiß-Brotscheiben kurz in den Toaster und bestreichen Sie diese anschließend mit dem Magerquark bzw. der Butter. Nun können Sie die Tomaten- und Gurkenscheiben, sowie den Schinken und den Käse zusammen mit den Salatblättern darauf drapieren. Schließen Sie mit der zweiten Brotscheibe ab und schneiden das Sandwich diagonal in zwei Hälften. Einfach, klassisch, gut!

Nährwerte pro Portion: 388 kcal, 23 g Fett, 5 g Kohlenhydrate, 40 g Eiweiß

CREMIGER AUFSTRICH MIT CAMEMBERT

Zutaten für 4 Portionen:

- 65 g Camembert (Halbfettstufe)
- 25 ml Sahne (30 % Fett)
- 15 g Zwiebeln
- 5 g Butter
- Etwas Kümmel
- Etwas Paprikapulver
- Etwas Salz und Pfeffer

Zubereitung:

Befreien Sie zunächst die Rinde des Camemberts, so dass Sie nur das weiche Innenleben übrighaben. Schälen Sie die Zwiebel und schneiden Sie sie sehr fein. Zerdrücken Sie den Camembert und die Zwiebel mit einer Gabel und mischen Sie Sahne und Butter hinzu. Vermengen Sie alles gut miteinander und geben den Kümmel dazu. Haben Sie die gewünschte Konsistenz erreicht, können Sie Ihren Aufstrich mit etwas Salz, Pfeffer und dem Paprikapulver abschmecken.

Nährwerte pro Portion: 89 kcal, 8 g Fett, 1 g Kohlenhydrate, 3,4 g Eiweiß

APFEL - ERDBEER - SMOOTHIE

Zutaten für 2 Gläser:

- 1 Kleingehackter Eiswürfel
- 80 g Erdbeeren
- 1 TL Leinsamen
- 2 Äpfel
- Agavendicksaft (alternativ Stevia)
- 3 EL fettarmer Joghurt

Zubereitung:

Zuerst waschen Sie alle Fürchte und schneiden diese in kleine Stücke. Geben Sie die Früchte in einen Mixer und fügen Sie den Joghurt, den Eiswürfel und den Leinsamen hinzu. Mixen Sie diese Zutaten gut durch und schütteln Sie ab und zu, damit keine Stücke mehr vorhanden sind. Schmecken Sie den Smoothie mit dem Agavendicksaft oder dem Stevia ab.

Nährwerte pro Portion: 130 kcal,2 g Fett , 23 g Kohlenhydrate, 3 g Eiweiß

SOJA - SMOOTHIE

Zutaten für 2 Gläser:

- Zimt
- 1,5 EL flüssiger Honig
- 300 ml Soja - Drink (alternativ fettarme Milch)
- 100 g griechischer Sahnejoghurt (10 % Fett)
- 250 g Himbeeren
- 2 EL Haferflocken

Zubereitung:

Zuerst waschen Sie die Himbeeren und geben diese zusammen mit dem Honig, den Haferflocken, der Milch, dem Honig und dem Joghurt in einen Mixer. Alternativ können Sie auch einen Stabmixer verwenden. Pürieren Sie alles gut durch, sodass keine Stücke mehr vorhanden sind. Verteilen Sie den Smoothie auf zwei Gläser und bestreuen Sie diesen mit Zimt.

Nährwerte pro Portion: 262 kcal, 9 g Fett, 32 g Kohlenhydrate, 8 g Eiweiß

ANANAS - FITNESS - SHAKE

Zutaten für 3 Gläser:

- Etwas Agavensirup (alternativ ein anderes Süßungsmittel)
- ¼ frische Ananas (alternativ 1 Dose)
- 1 Becher Kefir (ca. 500 ml)
- 1 EL Zitronensaft

Zubereitung:

Schneiden Sie die Ananas in kleine Würfel und geben Sie diese in den Mixer Pürieren Sie diese einmal gut durch. Geben Sie anschließend den Zitronensaft und den Agavensirup hinzu und mixen Sie nochmals alles durch. Zum Schluss geben Sie den Kefir in den Mixer und pürieren nochmals alles.

Nährwerte pro Portion: 124 kcal, 2,6 g Fett, 18 g Kohlenhydrate, 7 g Eiweiß

BIRNEN - AVOCADO - SMOOTHIE

Zutaten für 2 Gläser:

- 1 EL Zitronensaft
- 2 Birnen
- ½ Avocado
- 2 ausgepresste Apfelsinen

Zubereitung:

Halbieren Sie die Avocado und entfernen den Kern. Holen Sie das Fruchtfleisch aus einer halben Avocado mithilfe eines Löffels und schneiden Sie dieses in kleine Stücke. Waschen Sie die Birne und entkernen Sie diese. Schneiden Sie die Birne ebenfalls in kleine Stücke und geben Sie diese zusammen mit den Avocadostücken und den restlichen Zutaten in einen Mixer. Pürieren Sie alles für 10 - 20 Sekunden und servieren Sie den Smoothie.

Nährwerte pro Portion: 252 kcal, 12 g Fett, 27 g Kohlenhydrate, 3 g Eiweiß

SOMMERLICHER MELONEN - SMOOTHIE

Zutaten für 2 Gläser:

- Kleingehacktes Eis
- 1 mittelgroße Melone
- 1 halbe Flasche Sprudel
- Einige Blätter frische Minze

Zubereitung:

Geben Sie einige frische Minzblätter zusammen mit dem Fruchtfleisch einer ausgehöhlten Melone in einen Mixer. Mixen Sie beides gut durch. Je nach eigenem Geschmack können Sie auch einige Melonenstücke drinnen lassen oder Sie pürieren alles fein. Wenn Sie mit der Konsistenz zufrieden sind, geben Sie etwas kleingehacktes Eis und den Sprudel hinzu und lassen den Mixer kurz pulsieren.

Nährwerte pro Portion: 94 kcal, 0,5 g Fett, 21 g Kohlenhydrate, 1,5 g Eiweiß

PROTEIN - PFANNKUCHEN MIT FRISCHKÄSE

Zutaten für 4 Portionen:

- 80 g Mascarpone
- 8 Eier
- 200 g Frischkäse
- 60 g neutrales Eiweißpulver
- 20 g Gluten/Klebereiweiß
- Etwas Süßstoff

Zubereitung:

Für diese köstlichen und simplen Pfannkuchen geben Sie einfach alle Zutaten in eine Rührschüssel und schlagen Sie sie mit einem Handrührgerät schaumig. In einer heißen Pfanne wird der Teig portionsweise gebacken, bis die Pfannkuchen goldbraun sind.

Nährwerte pro Portion: 395 kcal, 29 g Fett, 4 g Kohlenhydrate, 31 g Eiweiß

KLASSISCHES RÜHREI MIT SCHNITTLAUCH

Zutaten für 2 Portionen:

- 1 Bund Schnittlauch
- 8 Eier
- 6 EL Milch
- 80 g Butter
- ½ TL Salz

Zubereitung:

Verquirlen Sie die Milch mit den Eiern und etwas Salz in einer Schüssel und erhitzen Sie währenddessen die Butter in einer Pfanne. Geben Sie die Eimasse hinzu und lassen das ganze etwas stocken. Mit Hilfe eines Pfannenwenders lockern Sie das Rührei immer wieder auf, bis es die gewünschte Festigkeit erreicht hat. Streuen Sie beim Anrichten den frischen Schnittlauch darüber.

Nährwerte pro Portion: 395 kcal, 36 g Fett, 3 g Kohlenhydrate, 14 g Eiweiß

SCHOKO - BEEREN - SHAKE

Zutaten für 1 Portion:

- 1 TL Xylit
- 100 ml Milch
- 100 g gefrorene Waldbeeren
- 1 TL Kakaopulver
- 130 g Quark

Zubereitung:

Geben Sie die gefrorenen Waldbeeren in einen Mixer und pürieren Sie diese gut durch. Danach geben Sie alle weiteren Zutaten hinzu und pürieren diese zusammen mit den Beeren, bis die gewünschte Konsistenz entsteht. Geben Sie den Shake in ein Glas und servieren Sie diesen.

Nährwerte pro Portion: 188 kcal, 1 g Fett, 18 g Kohlenhydrate, 20 g Eiweiß

VITALER SPINAT - SMOOTHIE

Zutaten für 2 Gläser:

- 150 ml Kokoswasser
- 2 Handvoll Babyspinat
- 1 Banane
- 1 reifer Pfirsich
- ½ Schlangengurke

Zubereitung:

Waschen Sie zuerst den Pfirsich, entkernen Sie diesen und schneiden Sie diesen anschließend in kleine Stücke. Waschen Sie die Gurke und den Spinat und geben Sie beides zusammen mit dem geschnittenen Pfirsich in einen Mixer. Pürieren Sie alle Zutaten für ca. 20 Sekunden. Danach kann der Smoothie serviert werden.

Nährwerte pro Portion: 140 kcal, 2 g Fett, 25 g Kohlenhydrate, 3 g Eiweiß

BEEREN - SMOOTHIE

Zutaten für 1 Portion:

- 4 Eiswürfel nach Bedarf
- 1 Schale Brombeeren
- 1 kleine Schale rote Johannisbeeren
- 2 Blätter Minze
- ¼ Schale Erdbeeren
- Zimt nach Geschmack
- 1 kleine Schale blaue Johannisbeeren
- 1 Tasse Nussmilch (z.B Mandelmilch)
- 1 Schale Himbeeren

Zubereitung:

Lösen Sie gegebenenfalls die Johannisbeeren von den Zweigen. Waschen Sie alle Beeren und die Minze und geben Sie diese zusammen mit allen anderen Zutaten in einen Mixer. Mixen Sie alles gut durch, bis keine Stücke mehr vorhanden sind. Schmecken Sie den Smoothie mit Zimt ab.

Nährwerte pro Portion: 536 kcal, 3,7 g Fett, 85 g Kohlenhydrate, 11 g Eiweiß

TROPISCHER GRÜNER SMOOTHIE

Zutaten für 2 Gläser:

- ½ Kopf Römersalat
- ½ Ananas
- 1 große Mango
- 1 Stück frischen Ingwer

Zubereitung:

Schneiden Sie den Römersalat in kleinere Stücke. Die Mango schälen und das Fruchtfleisch würfeln. Die Ananas halbieren und vom Grün trennen, das Fruchtfleisch ebenfalls würfeln. Den Ingwer schälen und klein hacken. Danach geben Sie alle Zutaten in den Mixer und pürieren diese bis die gewünschte Konsistenz entsteht. Geben Sie den Shake in ein Glas und servieren Sie diesen.

Nährwerte pro Portion: 142 kcal, 1 g Fett, 29 g Kohlenhydrate, 2 g Eiweiß

MITTAGESSEN

GUACAMOLE

Zutaten für 4 Portionen:

- Salz nach Bedarf
- 2 Avocado
- 1 Chilischote
- 1 Limette
- 1 Tomate
- 1 kleine Zwiebel

Zubereitung:

Schälen Sie die Avocados und entfernen Sie jeweils den Kern. Zerdrücken Sie das Fruchtfleisch mit einer Gabel in einer Schüssel. Geben Sie direkt danach den Limettensaft hinzu. Schneiden Sie die Zwiebel, die Tomate und die Chilischote in sehr kleine Würfel und rühren Sie diese unter die Avocadocreme. Schmecken Sie die Guacamole zum Schluss mit Salz ab.

Nährwerte pro Portion: 261 kcal, 24 g Fett, 4 g Kohlenhydrate, 3 g Eiweiß

LOW CARB KÜRBIS - POMMES

Zutaten für 2 Portionen:

- Meersalz und Pfeffer
- 1 Hokkaido – Kürbis
- 2 TL Kurkuma
- 4 EL Olivenöl

Zubereitung:

Waschen Sie zuerst den Kürbis. Schneiden Sie diesen in Viertel und entfernen Sie die Fasern sowie die Kerne. Heizen Sie Ihren Backofen auf 200 °C Umluft vor. Schneiden Sie das Fruchtfleisch des Kürbises in pommesdicke Stücke und mischen Sie dies mit Öl, Kurkuma, Pfeffer und Meersalz in einer Schüssel. Geben Sie die Kürbis - Pommes auf ein mit Backpapier ausgelegtes Backblech und lassen Sie diese für ca. 20 Minuten im vorgeheizten Backofen backen.

Nährwerte pro Portion: 383 kcal, 28 g Fett, 27 g Kohlenhydrate, 3 g Eiweiß

LOW - CARB BACON BURGER

Zutaten für 2 Portionen:

- 1 rote Zwiebel
- 70 g Frühstücksspeck
- 4 Scheiben Low - Carb Brötchen
- 4 EL Mayonnaise
- 2 Blätter Eisbergsalat
- 2 Frikadellen
- 1 Tomate
- 2 Scheiben Gouda

Zubereitung:

Braten Sie den Frühstücksspeck in einer Pfanne knusprig an. Schälen Sie die Zwiebel und schneiden Sie diese zusammen mit der Tomate in dünne Scheiben. Schneiden Sie die Brötchen in der Mitte durch und bestreichen Sie die Hälfte je mit 1 EL Mayonnaise. Platzieren Sie die geschnittene Tomate, Zwiebel, den Blattsalat, die Frikadelle und den Frühstücksspeck darauf und servieren Sie die fertigen Burger.

Nährwerte pro Portion: 990 kcal, 72 g Fett, 15 g Kohlenhydrate, 68 g Eiweiß

GEBACKENE AUBERGINE MIT STEAK

Zutaten für 4 Portionen:

- 100 g Parmesan
- 4 Schweinenackensteaks
- Basilikumblätter
- 6 EL Öl
- 2 TL getrockneter Oregano
- Zucker
- 2 Auberginen
- Salz, Pfeffer
- Cayennepfeffer
- 400 ml Tomaten

Zubereitung:

Den Backofen auf 220 °C vorheizen. Die Auberginen in ca. 1 cm dicke Scheiben schneiden. Pinseln Sie die Auberginenscheiben mit 2 EL Öl ein und legen Sie diese auf ein mit Backpapier ausgelegtes Backblech. Würzen Sie diese anschießend mit Salz und schieben Sie das Backblech in den Backofen. Lassen Sie die Auberginenscheiben für 15 Minuten auf der mittleren Schiene backen. Erhitzen Sie die passierten Tomaten in der Zeit in einem Topf und würzen Sie diese mit Salz, Cayennepfeffer, Oregano und einer Prise Zucker. Bestreichen Sie die fertig gebackenen Auberginenscheiben mit der Tomatensauce und bestreuen Sie diese anschließend mit dem Parmesan. Geben Sie die Auberginenscheiben wieder für 15 Minuten in den Backofen, damit diese mit dem Parmesan überbacken werden. Würzen Sie die Steaks von beiden Seiten mit Salz und braten Sie diese in einer Pfanne mit 2 EL Öl für ca. 5 Minuten pro Seite an. Geben Sie die fertigen Steaks auf einen Teller und lassen Sie diese kurz ruhen. Würzen Sie die Steaks anschließend mit Pfeffer. Löschen Sie den Bratsatz in der Pfanne mit 50 ml Wasser ab. Zum Schluss stapeln Sie die Basilikumblätter mit den Auberginenscheiben auf 4 Tellern und servieren diese zusammen mit dem Steak. Beträufeln Sie die Steaks mit dem vorbereiteten Bratensud.

Nährwerte pro Portion: 595 kcal, 42 g Fett, 11 g Kohlenhydrate, 42 g Eiweiß

LOW - CARB DIP MIT HÄHNCHENBRUST

Zutaten für 2 Portionen:

- 2 EL Röstzwiebeln
- 100 g Hähnchenbrust
- 2 EL Remoulade
- Salz und Pfeffer
- 4 Radieschen
- Paprika edelsüß
- 3 EL Frischkäse

Zubereitung:

Schneiden Sie die Hähnchenbrust in feine Scheiben und garen Sie diese. In der Zwischenzeit waschen Sie die Radieschen und schneiden diese in feine Würfel. Geben Sie die Radieschen - Würfel zusammen mit den Hähnchenbrust - Scheiben in eine Schüssel. Geben Sie dort die restlichen Zutaten hinzu und verrühren Sie alles gut miteinander. Zum Schluss schmecken Sie alles mit Salz, Pfeffer und Paprika edelsüß ab.

Nährwerte pro Portion: 190 kcal, 12 g Fett, 7 g Kohlenhydrate, 14 g Eiweiß

OMELETTE MIT BÜFFELMOZZARELLA UND PARMASCHINKEN

Zutaten für 4 Portionen:

- 8 Scheiben Parmaschinken
- 160 g Kirschtomaten
- Salz
- 12 Salbeiblätter
- 1 Büffelmozzarella (ca. 70 g)
- Cayennepfeffer
- 1 EL Butter
- 10 Bio Eier
- 2 EL
- Olivenöl

Zubereitung:

Zupfen Sie den Mozzarella in kleine Stücke und tupfen Sie diesen zwischen 2 Lagen Küchenpapier trocken. Halbieren Sie die Kirschtomaten und stellen Sie diese zur Seite. Verquirlen Sie die Eier mit dem Cayennepfeffer und dem Salz in eine Schüssel. Braten Sie die Salbeiblätter in einer Pfanne mit Öl und Butter leicht knusprig. Nehmen Sie die Salbeiblätter aus der Pfanne und lassen Sie diese auf Küchenpapier abtropfen. Geben Sie in diese Pfanne die Eier und lassen Sie diese bei mittlerer Hitze stocken. Verteilen Sie anschließend die Tomatenhälften und den Mozzarella darauf und lassen Sie das Omelette nochmals für 2 Minuten stocken. Belegen Sie danach das Omelette mit dem Parmaschinken und dem knusprig gebratenen Salbei und klappen Sie diese halb über. Lassen Sie nun alles für 1 - 2 Minuten fertig garen und servieren Sie dieses. Bereiten Sie die anderen Omeletts nach demselben Prinzip zu.

Nährwerte pro Portion: 615 kcal, 36 g Fett, 36 g Kohlenhydrate, 37 g Eiweiß

PORTOBELLO - BURGER

Zutaten für 4 Portionen:

- 8 Portobello – Pilze
- 1 Zwiebel
- 3 Frühlingszwiebeln
- 1 EL Chiliflakes
- Etwas Olivenöl
- 1 rote Paprikaschote
- 1 EL Tamarisauce
- 125 g Tofu

Zubereitung:

Lassen sie den Tofu abtropfen und schneiden Sie diesen in Würfel. Waschen und entkernen Sie die Paprika und schneiden Sie diese ebenfalls in kleine Würfel. Waschen Sie die Frühlingszwiebel, schütteln Sie diese vorsichtig trocken und schneiden Sie die Frühlingszwiebel in Ringe. Schälen Sie die Zwiebel, schneiden Sie diese klein und braten Sie die Zwiebelstücke zusammen mit der Paprika an. Braten Sie die Tofu - Würfel in einer extra Pfanne mit Olivenöl braun an. Geben Sie die angebratenen Tofu - Würfel mit den Chiliflakes und der Tamarisauce zu der Paprika. Rühren Sie alles gut um und schmecken Sie das Ganze mit Salz ab. Braten Se die Portobello - Pilze in Olivenöl an und geben Sie die Frühlingszwiebeln zu der Paprika. Wenn die Pilze gut angebraten sind, geben Sie die Paprika darüber.

Nährwerte pro Portion: :420 kcal, 36 g Fett, 9 g Kohlenhydrate, 16 g Eiweiß

GEGRILLTE HÜHNERSPIESSE

Zutaten für 4 Portionen:

Für die Spieße:

- 2 EL Olivenöl
- Chiliflocken
- 750 g Hühnerfleisch
- Meersalz,
- 2 Knoblauchzehen
- Bunter Pfeffer
- Kurkuma

Für den Salat:

- 100 g Rucola
- 3 Romana Salatherzen
- 1 EL Olivenöl
- 300 g Cherrytomaten
- Meersalz
- 1 rote Zwiebel

Zubereitung:

Für die Spieße:

Schneiden Sie zuerst das Hühnerfleisch in gleichmäßige Stücke. Schälen Sie den Knoblauch und hacken Sie diesen klein. Geben Sie den Knoblauch in eine Schüssel und verrühren Sie diesen mit den Kräutern und dem Olivenöl. Marinieren Sie die Hühnerfleisch - Stücke darin und lassen Sie alles für 90 Minuten abgedeckt in den Kühlschrank, damit das Fleisch gut durchziehen kann. Nach Ablauf der 90 Minuten heizen Sie den Grill an.

Für den Salat:

Waschen Sie die Salatherzen und den Rucola und zupfen Sie diesen in mundgerechte Stücke. Schälen Sie die Zwiebeln und schneiden Sie diese in dünne Ringe. Waschen Sie die Cherrytomaten und halbieren Sie diese. Geben Sie die Salatherzen, den Rucola, die Tomaten sowie die Zwiebeln in eine Schüssel und verrühren Sie dies gut. Schmecken Sie den Salat mit Olivenöl und Meersalz ab. Stecken Sie das fertig marinierte Hühnerfleisch auf Holzspieße und grillen Sie diese von beiden Seiten gut an. Verteilen Sie den Salat auf vier Teller und servieren Sie diesen mit den gegrillte Hähnchenspießen.

Nährwerte pro Portion: 428 kcal, 17 g Fett, 9 g Kohlenhydrate, 58 g Eiweiß

LOW - CARB BUTTERNUTKÜRBIS AUS DEM OFEN

Zutaten für 2 Portionen:

- Salz und Pfeffer
- 1 Butternutkürbis
- 100 g Cocktailtomaten
- Olivenöl
- 1 reife Avocado
- Balsamicoessig
- 150 g Mini – Mozzarella
- 1 Handvoll Basilikum

Zubereitung:

Schälen Sie den Butternutkürbis und schneiden Sie das Fruchtfleisch in ca. 2 cm große Würfel. Beträufeln Sie diese mit Olivenöl und würzen Sie die Würfel mit Salz und Pfeffer. Legen Sie die Kürbiswürfel auf ein mit Backpapier belegtes Backblech und lassen Sie diese für ca. 30 Minuten bei 220 °C im Backofen backen. Halbieren Sie in dieser Zeit die Tomaten und die Mini - Mozzarella. Halbieren Sie die Avocado, entfernen Sie den Kern und schneiden Sie das Fruchtfleisch in kleine Stücke. Heben Sie die Avocadostücke, sowie die Tomaten und Mozzarellahälften nach Ablauf der 30 Minuten unter die gebackenen Kürbis - Stücke. Geben Sie zum Schluss etwas Balsamicoessig über den Kürbis und bestreuen Sie diesen mit Basilikum.

Nährwerte pro Portion: 692 kcal, 48 g Fett, 41 g Kohlenhydrate, 19 g Eiweiß

LOW - CARB HÄHNCHENCURRY

Zutaten für 4 Portionen:

- 500 g Hähnchenbrust
- 5 Frühlingszwiebeln
- 2 Paprikas
- 1 TL rote Currypaste
- 400 ml Kokosmilch
- 1 Knoblauchzehe
- 2 EL Sojasauce
- Salz und Pfeffer
- 180 g Bambussprossen

Zubereitung:

Schneiden Sie die Hähnchenbrust zuerst in mundgerechte Stücke. Waschen und putzen Sie anschließend das Gemüse und schneiden Sie dieses klein. Geben Sie die rote Currypaste in einen Wok und lassen Sie diese kurz anbraten. Geben Sie danach die geschnittene Hähnchenbrust hinzu und lassen Sie das Fleisch Farbe annehmen. Geben Sie dann den Knoblauch und das geschnittene Gemüse hinzu und lassen Sie alles andünsten. Löschen Sie alles mit der Kokosmilch ab. Das Hähnchencurry lassen Sie noch etwas köcheln, damit die Kokosmilch andickt. Schmecken Sie zum Schluss alles mit Salz, Pfeffer und der Sojasauce ab.

Nährwerte pro Portion: 261 kcal, 24 g Fett, 4 g Kohlenhydrate, 3 g Eiweiß

RUCOLA SALAT MIT MANGOLD, ROTE RÜBEN UND ORANGENFILETS

Zutaten für 4 Portionen:

- 250 g Mangold
- 2 EL Olivenöl
- 750 g Rote Rüben
- 2 Orangen
- Meersalz und Pfeffer
- 400 g Rucola

Zubereitung:

Waschen Sie den Rucola zusammen mit den Mangoldblätter und trocknen Sie diese anschließend in einer Salatschleuder. Filetieren Sie die Orange und schneiden Sie diese in Stücke. Kochen Sie die Roten Rüben und schneiden Sie diese in dünne Scheiben. Vermischen Sie diese mit dem Rucola, dem Mangold und der Orange in einer Schüssel. Würzen Sie den fertigen Salat mit Salz und Pfeffer und rühren Sie nochmals alles gründlich durch. Richten Sie den Salat auf einem Teller an und beträufeln Sie diesen mit Olivenöl.

Nährwerte pro Portion: 309 kcal, 11 g Fett, 36 g Kohlenhydrate, 10 g Eiweiß

ZUCCHINIBANDNUDELN AGLIO OLIO

Zutaten für 2 Portionen:

- Salz
- 2 große Zucchini
- 200 g Tomaten, Cherry
- Pfeffer
- 50 ml Olivenöl
- 50 - 80 ml Weißwein
- 1 Möhre
- 1 Frühlingszwiebel
- 2 Knoblauchzehen
- 100 g Rucola

Zubereitung:

Waschen Sie die Zucchini und trocknen Sie diese ab. Schneiden Sie die Enden der Zucchini ab und schneiden Sie diese längs mit einem Sparschäler in feine Streifen. Reiben Sie die Zucchini - Bandnudeln mit Salz ein und lassen Sie diese für 15 Minuten ruhen. Waschen Sie die Tomaten, trocknen Sie diese ab und vierteln Sie diese. Waschen Sie die Frühlingszwiebel, schütteln Sie diese vorsichtig trocken und schneiden Sie die Frühlingszwiebel in feine Ringe. Anschließend schälen und stiften Sie die Möhren. Entfernen Sie gegebenenfalls grobe Stiele des Rucola. Waschen und trocknen Sie diesen. Schälen Sie danach den Knoblauch, schneiden diesen in feine Scheiben und schwitzen Sie diesen in Olivenöl an. Geben Sie anschließend die geviertelten Tomaten und die Frühlingszwiebeln hinzu. Verrühren Sie alles gut miteinander und geben Sie dann die Möhrenstifte dazu. Braten Sie alles kurz an und löschen Sie das Ganze mit dem Weißwein ab. Lassen Sie die Masse für 5 - 10 Minuten köcheln. Pressen Sie in der Zeit die Zucchini mit den Händen aus und geben Sie diese zusammen mit dem Rucola in die Sauce. Schwenken Sie alles kurz durch und schmecken Sie alles mit Salz und Pfeffer ab. Danach kann das Gericht serviert werden.

Nährwerte pro Portion: 205 kcal, 16 g Fett, 7 g Kohlenhydrate, 4 g Eiweiß

LOW - CARB GURKENSCHIFFCHEN

Zutaten für 2 Portionen:

- Salz und Pfeffer
- 1 Salatgurke
- 2 EL Wasser
- Basilikum
- 250 g Magerquark
- ½ rote Paprika
- 4 Cherrytomaten
- 1 EL Pinienkerne

Zubereitung:

Halbieren Sie die Gurke und entkernen Sie diese. Schneiden Sie die Kerne zusammen mit den Tomaten und der Paprika in kleine Stücke. Verrühren Sie den Magerquark mit dem Wasser zu einer cremigen Masse. Schmecken Sie dies mit Salz und Pfeffer ab. Geben Sie nun die Tomaten, die Paprika und die Gurkenkerne hinzu und verrühren Sie alles gut. Füllen Sie diese Masse in die Gurkenschiffchen. Rösten Sie die Pinienkerne in einer Pfanne an und geben Sie diese zusammen mit dem Basilikum über die fertigen Gurkenschiffchen.

Nährwerte pro Portion: 154 kcal, 3 g Fett, 12 g Kohlenhydrate, 18 g Eiweiß

PAPRIKA MIT LINSENFÜLLUNG

Zutaten für 4 Portionen:

- Salz und Pfeffer
- 4 Paprikaschoten
- 2 cm Ingwer
- 1 TL Kreuzkümmelsamen
- 300 ml Gemüsebrühe
- 200 g rote Linsen
- 2 Stängel Koriander
- 4 EL Rapsöl
- 1 TL gemahlener Koriander
- 2 grüne Chilischoten
- 2 Zwiebeln

Zubereitung:

Weichen Sie die Linsen in reichlich Wasser, für mindestens 1 Stunde ein. Schälen Sie den Ingwer, waschen Sie den Koriander und schütteln Sie diesen vorsichtig trocken. Hacken Sie beides fein. Schneiden Sie die Deckel von den Paprikaschoten ab und entkernen Sie diese. Waschen Sie die Stielenden und die Schoten. Waschen Sie die Chilischoten und entkernen Sie diese. Hacken Sie die Chilischoten zusammen mit den geschälten Zwiebeln. Erhitzen Sie 2 EL Öl in einer Pfanne und braten Sie die Paprika für 5 Minuten goldbraun an. Nehmen Sie die Paprika aus der Pfanne und geben Sie 2 weitere EL Öl in die Pfanne. Dort rösten Sie den Kreuzkümmelsamen bei mittlerer Hitze für 2 Minuten an. Geben Sie anschließend die geschnittenen Zwiebeln und die geschnittenen Chilischoten dazu und dünsten Sie diese für 8 Minuten an. Rühren Sie dies gelegentlich um, damit nichts anbrennt. Geben Sie danach den Ingwer hinzu. Gießen Sie die Linsen ab und schütten Sie diese ebenfalls in die Pfanne. Danach geben Sie die Gemüsebrühe hinzu und lassen alles bei zugedecktem Deckel und auf mittlerer Hitze für 15 - 20 Minuten köcheln. Sobald die ganze Flüssigkeit aufgenommen wurde, nehmen Sie die Pfanne vom Herd und schmecken das Ganze mit Salz und Pfeffer ab. Rühren Sie den gemahlenen und den gehackten Koriander unter und heizen Sie Ihren Backofen auf 180 °C vor. Füllen Sie die Linsenmasse in die Paprika und legen Sie den Paprikadeckel darauf. Setzen Sie die fertig gefüllten Paprikaschoten aufrecht in eine ofenfeste Form und backen Sie diese für 15 - 20 Minuten goldbraun.

Nährwerte pro Portion: 522 kcal, 16 g Fett, 62 g Kohlenhydrate, 23 g Eiweiß

TOMATEN - OMELETTE

Zutaten für Portionen:

- 2 EL Sonnenblumenöl
- 150 g Kirschtomaten
- 8 Bio – Eier
- 4 Frühlingszwiebeln
- 1 EL Butter
- 4 EL Schlagsahne
- 4 Stiele glatte Petersilie
- Salz und Pfeffer
- 30 g feine Rauke
- 60 g Parmesan

Zubereitung:

Waschen Sie die Tomaten und würfeln Sie diese fein. Putzen und waschen Sie die Rauke, schleudern Sie diese trocken und hacken Sie die Rauke fein. Putzen und waschen Sie die Frühlingszwiebeln und schneiden Sie diese in dünne Scheiben. Zupfen Sie die Petersilienblätter von den Stielen und hacken Sie diese grob. Verquirlen Sie die Eier mit der Sahne in einer Schüssel und würzen Sie diese mit Salz und Pfeffer. Rühren Sie anschließend den Käse unter. Erhitzen Sie die Butter und das Öl in einer beschichteten Pfanne und dünsten Sie die Hälfte der geschnittenen Frühlingszwiebelscheiben darin für 1 - 2 Minuten. Geben Sie dann die Tomaten dazu und dünsten Sie diese kurz mit an. Geben Sie nun die restlicher Frühlingszwiebelscheiben und die Eimasse hinzu und bestreuen Sie alles mit Rauke und Petersilie. Lassen Sie alles bei mittlerer Hitze für 10 - 12 Minuten bei geschlossenem Deckel stocken. Geben Sie das fertige Omelette auf eine Platte und servieren Sie dieses.

Nährwerte pro Portion: 408 kcal, 32 g Fett, 8 g Kohlenhydrate, 21 g Eiweiß

LEICHTER SPROSSENSALAT

Zutaten für 4 Portionen:

- Salz und Pfeffer
- 1 Möhre
- ½ Zitrone
- Petersilie
- 150 g frische Sprossen
- 3 EL Olivenöl
- 1 Ei
- Frischer Schnittlauch
- ¼ Gurke
- 300 g Feldsalat (alternativ Blattsalat)

Zubereitung:

Kochen Sie das Ei für ca. 10 Minuten hart. Waschen Sie die Salatblätter und schütteln Sie diese trocken. Danach zupfen Sie die Salatblätter in kleine Stücke und geben diese in eine Salatschüssel. Schälen Sie die Möhre und die Gurke und schneiden Sie beides in kleine Stücke. Waschen Sie die Tomaten und die Sprossen und schneiden Sie diese ebenfalls in kleine Stücke. Mischen Sie die Möhre, die Gurke, die Tomaten und die Sprossen unter den Salat. Richten Sie den Salat nun auf Tellern an. Pellen Sie das hartgekochte Ei, vierteln Sie dieses und garnieren Sie damit den Salat. Waschen Sie alle Kräuter und hacken Sie diese sehr klein. Pressen Sie die Zitrone aus und fangen Sie den Saft auf. Geben Sie den Zitronensaft in eine Schüssel und geben Sie das Olivenöl, die gehackten Kräuter dazu und würzen Sie alles mit Salz und Pfeffer. Verteilen Sie das Dressing über dem Salat und servieren Sie diesen.

Nährwerte pro Portion: 290 kcal, 24 g Fett, 6 g Kohlenhydrate, 8 g Eiweiß

HUHN MIT CASHEWNÜSSE KRUSTE

Zutaten für Portionen:

- Salz und Pfeffer
- 500 g tiefgekühlter Blattspinat
- 4 EL Öl
- 2 Zwiebeln
- Muskatnuss
- 2 Knoblauchzehen
- 4 Hühnerbrustfilets (je ca. 125 g)
- 4 TL Butter
- 2 mittlere Eier
- 1 Brötchen vom Vortag
- 30 g Cashewkerne (geröstet und gesalzen)

Zubereitung:

Tauen Sie den tiefgekühlten Blattspinat im vorgeheizten Backofen bei 220 °C Ober- und Unterhitze oder 200 °C Umluft auf. Würzen Sie die Hühnerbrustfilets mit Salz und Pfeffer. Zerkleinern Sie anschließend das Brötchen und die Cashewkerne bis eine Panademasse entstanden ist. Geben Sie diese Masse auf einen flachen Teller oder in eine flache Schale. Verquirlen Sie die Eier und wenden Sie die Hühnerbrustfilets darin. Danach wenden Sie diese in der Panademasse. Braten Sie die Hühnerbrustfilets im vorgeheizten Backofen für 15 Minuten. Wenden Sie diese nach ca. 7 Minuten. Während die Hühnerbrustfilets im Backofen gebraten werden, würfeln Sie die die Knoblauchzehen und die Zwiebeln fein. Drücken Sie den fertig aufgetauten Blattspinat aus. Erhitzen Sie etwas Butter, um die Zwiebeln und den Knoblauch darin zu dünsten. Geben Sie danach den Blattspinat dazu und dünsten Sie diesen für ca. 5 Minuten mit. Schmecken Sie den Blattspinat mit Muskat, Salz und Pfeffer ab und servieren Sie diesen zusammen mit den Hühnerbrustfilets.

Nährwerte pro Portion: 633 kcal, 33 g Fett, 30 g Kohlenhydrate, 50 g Eiweiß

KICHERERBSENSALAT MIT KORIANDER

Zutaten für 4 Portionen:

- Salz und Pfeffer
- 4 EL Kokosöl
- 2 cm Ingwer
- 250 g Kichererbsen aus der Dose
- 3 Knoblauchzehen
- ½ TL Piment
- 1 rote Zwiebel
- 240 g Eiertomaten
- 1 Bund Koriander
- 1 EL gemahlener Kreuzkümmel
- 2 EL Limettensaft

Zubereitung:

Geben Sie die Kichererbsen in ein Sieb und lassen Sie diese abtropfen. Waschen und trocknen Sie die Tomaten und schneiden Sie diese in Viertel. Pressen Sie eine Limette aus und fangen Sie den Saft auf. Waschen Sie den Koriander, schütteln Sie diesen vorsichtig trocken und hacken Sie den Koriander zusammen mit dem geschälten Ingwer, den geschälten Knoblauchzehen und der geschälten Zwiebel sehr fein. Schwitzen Sie die gehackte Zwiebel und die gehackten Knoblauchzehen in einer Pfanne unterrühren mit Öl an. Rühren Sie den Kreuzkümmel, den Ingwer, den Limettensaft, das Piment, die Tomaten und die Kichererbsen unter, wenn die Zwiebeln und der Knoblauch goldbraun sind. Lassen Sie alles für 7 - 8 Minuten garen. Schmecken Sie das Gericht mit Salz und Pfeffer ab und bestreuen Sie dieses zum Servieren mit Koriander.

Nährwerte pro Portion: 139 kcal, 3 g Fett, 19 g Kohlenhydrate, 6 g Eiweiß

GRÜNER SPARGEL MIT TOFU - SESAM - DIP

Zutaten für 4 Portionen:

- 1 TL Walnussöl
- 250 g Seidentofu
- Meersalz
- Schwarzer Pfeffer
- 1 kg grüner Spargel
- 1 TL Tamarinde – Sauce
- 50 g Sesamsamen
  4 EL helles Sesamöl

Zubereitung:
Lassen Sie den Tofu für 2 Stunden abtropfen. Rösten Sie den Sesamsamen in einer Pfanne ohne Fett an. Den gerösteten Sesamsamen auf einem Teller abkühlen und mit einem Mörser grob hacken. Heizen Sie den Backofen auf der Grillstufe auf 200 °C vor und legen Sie ein Backblech mit Backpapier aus. Waschen Sie anschließend den Spargel und schälen Sie diesen nur in der unteren Hälfte. Das holzige Ende des Spargels wird angeschnitten. Vermischen Sie den Spargel mit 2 EL Sesamöl und würzen Sie diesen mit Salz und Pfeffer. Legen Sie den Spargel nun auf das Backblech und grillen Sie diesen auf der mittleren Schiene für 8 - 10 Minuten. Drücken Sie den Tofu nochmals aus und verrühren Sie diesen mit zwei Drittel des gerösteten Sesamsamen, dem Tamari und dem restlichen Sesamöl. Danach verteilen Sie den Dip in vier Schälchen. Nehmen Sie nun den Spargel aus dem Ofen und vermischen Sie diesen auf dem Backblech mit dem Walnussöl und dem restlichen gerösteten Sesamsamen. Verteilen Sie den fertigen Spargel auf vier Tellern und servieren Sie diesen zusammen mit dem Dip.

Nährwerte pro Portion: 327 kcal, 24 g Fett, 10 g Kohlenhydrate, 15 g Eiweiß

LOW- CARB RADIESCHEN - EIERSALAT

Zutaten für 4 Portionen:

- Eine Prise Zucker
- 1 Salatgurke
- 6 EL Schlagsahne
- 12 Eier
- 4 EL Tomatenketchup
- 2 Prisen Salz
- 6 EL Mayonnaise
- 2 Bund Radieschen
- 2 Prisen Pfeffer

Zubereitung:
Kochen Sie die Eier hart, pellen Sie diese und schneiden Sie die Eier in Scheiben. Waschen Sie die Radieschen und die Salatgurke und schneiden Sie beides in dünne Scheiben. Geben Sie in eine Schüssel den Ketchup, die Mayonnaise und die Sahne und schmecken Sie alles mit Salz und Pfeffer ab. Geben Sie die geschnittenen Eier, die Radieschen und die Gurke in eine Salatschüssel und geben Sie Sahne - Ketchup - Mayonnaise Mischung darüber. Garnieren Sie den fertigen Salat mit Petersilie oder Schnittlauch

Nährwerte pro Portion: 420 kcal, 36 g Fett, 9 g Kohlenhydrate, 16 g Eiweiß

GEBACKENES TOFU - GEMÜSE MIT TOMATEN - JOGHURT- DIP

Zutaten für Portionen:

- 1 EL Paprikapulver edelsüß
- 3 Möhren
- Pfeffer
- 1 Aubergine
- 2 EL Tomatenmark
- 180 g Natur Tofu
- 2 Zucchini
- 200 g Sojajoghurt
- 150 g Hokkaido – Kürbis
- 8 EL Olivenöl
- 500 g Brokkoli
- Salz
- 1 EL gehackte Rosmarinnadeln
- 1 Fenchel
- 1 TL getrockneter Oregano

Zubereitung:

<u>Für das gebackene Tofu - Gemüse:</u>

Heizen Sie Ihren Backofen auf 250° C vor. Die Möhren in ca. 1 cm dicke Scheiben schneiden. Die Zucchini, die Aubergine und den Fenchel in Scheiben schneiden. Waschen Sie den Brokkoli und schneiden Sie 400 g Röschen davon ab. Diese für 2 Minuten in kochendem Salzwasser garen und in einem Sieb abtropfen. Entkernen Sie den Kürbis und schneiden Sie diesen in Stücke. Würfeln Sie den Tofu und geben Sie alles mit Olivenöl, den Kräutern und 1 TL Salz in eine Schüssel. Verrühren Sie alle Zutaten in der Schüssel miteinander und verteilen Sie den Inhalt anschließend auf ein mit Backpapier ausgelegtes Backblech. Schieben Sie das Backblech auf der obersten Schiene in den Backofen und lassen Sie das Gemüse für ca. 15 Minuten garen. Nehmen Sie dieses aus dem Backofen, sobald Sie sehen, dass das Gemüse Farbe annimmt. Geben Sie das fertig gegarte Gemüse auf ein Küchenpapier und lassen Sie dieses abtropfen.

<u>Für den Dip:</u>

Vermischen Sie das Tomatenmark mit dem Sojajoghurt und dem Paprikapulver und würzen Sie alles mit Pfeffer.

Nährwerte pro Portion: 831 kcal, 63 g Fett, 32 g Kohlenhydrate, 25 g Eiweiß

WARMER RADICCHIO - SALAT GARNIERT MIT GERÖSTETEN PINIENKERNEN

Zutaten für 2 Portionen:

- Salz und Pfeffer
- 500 g Radicchio
- 2 EL Agavendicksaft
- 2 EL Olivenöl
- 30 g Pinienkerne
- 20 ml Wasser
- 1 TL Senf
- 3 EL Balsamico – Essig

Zubereitung:

Waschen und putzen Sie den Radicchio und lassen Sie diesen abtropfen. Gegebenenfalls können Sie diesen auch mit einem Küchentuch trocken tupfen. Vierteln Sie den getrockneten Radicchio und entfernen Sie vorsichtig den Strunk, sodass die Blätter noch zusammengehalten werden. Braten Sie die Salatviertel in einer Pfanne mit Öl für 1 - 2 Minuten von beiden Seiten scharf an und nehmen Sie diesen anschließend aus der Pfanne. Gießen Sie nun Wasser, Essig und Agavendicksaft in die Pfanne und lassen Sie das Wasser für 3 - 5 Minuten verdunsten. Schmecken Sie diese Masse mit Salz, Pfeffer und Senf ab und geben Sie danach den Salat wieder in die Pfanne. Lassen Sie den Salat so lange in der Pfanne schmoren, bis dieser eine goldbraune Farbe annimmt. Richten Sie die Radicchioviertel auf zwei Tellern an und beträufeln Sie diesen mit der Sauce. Rösten Sie in einer separaten Pfanne die Pinienkerne ohne Öl und bestreuen Sie den warmen Radicchio vor dem Servieren mit diesen.

Nährwerte pro Portion: 330 kcal, 22 g Fett, 17 g Kohlenhydrate, 12 g Eiweiß

RÜHREI MIT BACON UND MANGOLD

Zutaten für 4 Portionen:

- Meersalz und Pfeffer
- 6 EL Sahne
- 4 Cherrytomaten
- 12 Eier
- 40 g Mangold
- (alternativ Rucola)
- 4 EL Olivenöl
- 200 g Bacon

Zubereitung:

Geben Sie die Eier in eine Schüssel und verquirlen Sie diese mit der Sahne. Würzen Sie alles mit Salz und Pfeffer. Braten Sie den Bacon in einer heißen Pfanne knusprig an. Waschen Sie das Gemüse und lassen Sie dieses abtropfen. Halbieren Sie danach die Cherrytomaten. Streichen Sie eine Pfanne mit Öl ein und erhitzen Sie diese. Geben Sie anschließend die Eier - Sahne Masse in die Pfanne. Diese wird langsam anfangen zu stocken. Sie müssen die Eier - Sahne Masse ab und zu in der Pfanne bewegen, damit diese nicht anbrennt. So kann das Rührei von allen Seiten garen. Verteilen Sie das fertige Rührei auf zwei Teller und servieren Sie dieses mit dem Bacon, den geschnittenen Tomaten und dem Salat.

Nährwerte pro Portion: 547 kcal, 49 g Fett, 4 g Kohlenhydrate, 23 g Eiweiß

GESCHMORTE CHAMPIGNONS MIT SPINATFÜLLUNG

Zutaten für 2 Portionen:

- Salz und Pfeffer
- 3 Knoblauchzehen
- 6 große Champignons
- 3 EL Mandelmus
- Geriebene Muskatnuss
- 400 g Babyspinat
- 2 EL Olivenöl
- 250 g passierte Tomaten
- Dill
- Petersilie

Zubereitung:

Waschen Sie den Spinat und sortieren Sie welke Blätter aus. Hacken Sie die Knoblauchzehen fein oder benutzen Sie hierfür eine Knoblauchpresse. Braten Sie den Spinat und die Knoblauchzehen in einer Pfanne mit Öl für 3 - 5 Minuten an, bis der Spinat zerfällt. Waschen Sie die Petersilie und den Dill und hacken Sie diesen fein. Rühren Sie dies anschließend unter den Spinat und den Knoblauch. Danach rühren Sie das Mandelmus unter und schmecken alles mit Salz, Pfeffer und Muskat ab. Putzen Sie die Champignons und höhlen Sie diese vorsichtig mit einem scharfen Messer aus. Füllen Sie die Spinat - Knoblauch - Masse gleichmäßig in die Champignons. Geben Sie die passierten Tomaten in die Pfanne, in der Sie den Spinat gebraten haben und setzen Sie die Champignons auf die Tomatensauce. Decken Sie die Pfanne nun ab und lassen Sie alles bei mittlerer Hitze für 10 - 15 Minuten schmoren. Wenn noch Kräuter übriggeblieben sind, können die fertigen Champignons vor dem Servieren damit bestreut werden.

Nährwerte pro Portion: 341 kcal, 21 g Fett, 23 g Kohlenhydrate, 11 g Eiweiß

SCHNELLE HACKFLEISCHPFANNE

Zutaten für 4 Portionen:

- Salz und Pfeffer
- 500 g passierte Tomaten
- 2 Knoblauchzehen
- 1 grüne Paprika
- Oregano
- 1 Zwiebel
- 500 g Hackfleisch
- Thymian
- 1 gelbe Paprika
- 200 g Fetakäse

Zubereitung:

Schälen Sie die Zwiebel und die Knoblauchzehen und hacken Sie diese klein. Schneiden Sie anschließend die grüne und die gelbe Paprika in mundgerechte Stücke. Braten Sie das Hackfleisch mit den geschnittenen Zwiebeln an und würzen Sie dieses mit Salz und Pfeffer. Geben Sie danach die geschnittenen Knoblauchzehen sowie die Paprika hinzu und braten Sie diese kurz mit an. Schütten Sie die passierten Tomaten hinzu und verrühren Sie alles gut miteinander. Schneiden Sie den Feta klein und heben Sie diesen unter das Hackfleisch. Schmecken Sie anschließend alles mit Salz, Thymian, Pfeffer und Oregano ab

Nährwerte pro Portion: 690 kcal, 45 g Fett, 22 g Kohlenhydrate, 47 g Eiweiß

KASSELER - GULASCH

Zutaten für 4 Portionen:

- 1 EL Soßenbinder hell
- 2 rote Paprikaschoten
- 3 EL Olivenöl,
- Salz und Pfeffer
- 1 gelbe Paprikaschote, Zucker
- 4 Knoblauchzehen
- 1 EL Paprika edelsüß
- 3 Zwiebeln
- 1 EL Tomatenmark
- 400 ml Gemüsebrühe
- 600 g Kasseler Nacken (ohne Knochen)
- 1 EL scharfes Paprikapulver
- 1 Kapsel Sternanis

Zubereitung:

Putzen Sie die roten und die gelbe Paprikaschoten, vierteln Sie diese und schneiden Sie die Paprikaviertel in sehr dünne Streifen. Schälen Sie die Zwiebeln und die Knoblauchzehen, halbieren Sie diese und schneiden Sie beides in dünne Streifen. Schneiden Sie das Fleisch in ca. 2 cm große Stücke. Braten Sie die Zwiebeln, den Sternanis, den Knoblauch und die Paprika in einem Bräter mit heißem Öl an. Würzen Sie alles mit Salz und Pfeffer und geben Sie das Tomatenmark sowie die Paprikapulver dazu. Rösten Sie alles kurz an. Danach löschen Sie das Ganze mit der Gemüsebrühe ab und lassen es aufkochen. Geben Sie anschließend das Fleisch hinzu und garen Sie dieses für 10 - 12 Minuten bei geschlossenem Deckel und mittlerer Hitze. Das fertige Gulasch lassen Sie nochmals kurz mit dem Soßenbinder aufkochen und schmecken es nochmals ab.

Nährwerte pro Portion: 492 kcal, 29g Fett, 24 g Kohlenhydrate, 30 g Eiweiß

SOMMERSALAT MIT PUTENFILET

Zutaten für 2 Portionen:

- Salz und Pfeffer
- 3 Tomaten
- 1 TL Honig - Dijonsenf (alternativ 1 TL milder Senf und 1 TL Honig)
- 4 Radieschen
- 1 TL Balsamico Bianco
- 1 Frühlingszwiebeln
- 3 EL Olivenöl
- ½ Kopf Blattsalat
- 1 Putenfilet

Zubereitung:

Waschen Sie das Putenfilet und tupfen Sie dieses trocken. Danach würzen Sie beide Seiten des Putenfilets mit Salz und Pfeffer und braten dieses in einer Pfanne mit etwas Öl an. Stellen Sie dieses danach zur Seite und lassen Sie es abkühlen. Schneiden Sie den Blattsalat in mundgerechte Stücke und waschen Sie diese gründlich. Danach waschen Sie die Tomaten und schneiden diese in Viertel. Die Frühlingszwiebeln und die Radieschen werden in kleine feine Streifen geschnitten. Geben Sie das Olivenöl und den Balsamico in eine Schüssel für das Dressing und schmecken Sie dieses mit Salz und Pfeffer ab. Verrühren Sie dieses gut miteinander oder geben es in einen Shaker. Schneiden Sie nun das abgekühlte Putenfilet in mundgerechte Stücke und richten Sie dieses zusammen mit dem Salat auf einem Teller an. Zum Servieren wird das Dressing auf dem Salat verteilt.

Nährwerte pro Portion: 322 kcal, 22 g Fett, 9 g Kohlenhydrate, 21 g Eiweiß

LUNCH PAKET MIT GEFÜLLTER PAPRIKA UND SURIMI

Zutaten für 4 Portionen:

- Ein paar Spritzer Limettensaft
- 1 Dose Kidneybohnen (ca. 255 g Abtropfgewicht)
- 2 Knoblauchzehen
- 120 g körniger Frischkäse
- 12 Surimi – Sticks
- 4 eingelegte Tomatenpaprika
- 2 TL Olivenöl
- 50 g Salatblätter
- Kräutersammler und Chiliflocken
- 4 Frühlingszwiebeln

Zubereitung:

Geben Sie die Kidneybohnen in ein Sieb und spülen Sie diese unter laufendem Wasser ab, anschließend lassen Sie diese abtropfen. Hacken Sie den Knoblauch fein oder pressen Sie diesen durch eine Knoblauchpresse. Schneiden Sie die Frühlingszwiebeln in kleine Ringe. Erhitzen Sie das Olivenöl in einer Pfanne und geben Sie danach die abgetropften Kidneybohnen, die Frühlingszwiebeln und den Knoblauch hinzu. Braten Sie alles unter Rühren für ca. 2 - 3 Minuten an. Würzen Sie alles mit dem Kräutersalz und dem Chili nach Bedarf. Tupfen Sie die eingelegten Paprika trocken und füllen Sie diese mit dem Frischkäse. Legen Sie die Frühstücksboxen mit Salatblättern aus. Geben Sie in die eine Box die Bohnen und verteilen Sie die Surimi darüber. In die andere Box geben Sie die erfüllte Paprika und stellen alles zum Verzehr kühl.

Nährwerte pro Portion: 547 kcal, 49 g Fett, 4 g Kohlenhydrate, 23 g Eiweiß

MOZZARELLA SALAT

Zutaten für 2 Portionen:

- 3 Stiele Basilikum
- 2 Stiele Thymian
- 100 g halbierte Kirschtomaten
- 100 g Mini - Mozzarella – Kugeln
- 2 EL Aceto Balsamico
- 1 Knoblauchzehe
- 2 Zweige Rosmarin
- 150 ml Olivenöl
- 1/2 Zitrone
- Salz und Pfeffer

Zubereitung:

Tupfen Sie die Mini - Mozzarella - Kugeln mit einem Küchenpapier trocken. Schneiden Sie die Knoblauchzehe in Scheiben und zupfen Sie die Nadeln von dem Rosmarin- und Thymianzweigen. Würzen Sie die Mozzarella - Kugeln mit abgeriebener Zitronenschale, Salz, Pfeffer und dem Olivenöl und schichten Sie diese in einem Gefäß. Stellen Sie die Mozzarella - Kugeln über Nacht in den Kühlschrank, damit diese gut durchziehen können. Servieren Sie den Mozzarella Salat am nächsten Tag mit den halbierten Kirschtomaten und geben Sie 2 EL Aceto Balsamico und Basilikumblätter darüber.

Nährwerte pro Portion: 508 kcal, 53 g Fett, 1 g Kohlenhydrate, 7 g Eiweiß

FISCHFILET AN TOMATEN-ORANGEN - SAUCE

Zutaten für 4 Portionen:

- 1 Lauchzwiebel,
- 2 Orangen
- 4 EL Olivenöl
- 1 kleine rote Chilischote
- 1 Bund Petersilie
- 4 Tomaten
- 4 Fischfilets (Makrele oder Seelachsfilet)
- Salz und Pfeffer

Zubereitung:

Die Orangen werden geschält und filetiert. Danach würfeln Sie das Fruchtfleisch und fangen den ausgetretenen Saft auf. Waschen und würfeln Sie die Tomaten und geben Sie diese in eine Schüssel. Vermischen Sie die geschnittenen Orangen und den Orangensaft mit den Tomaten. Entkernen Sie die Chilischote und hacken Sie die Chilihälften sehr klein. Geben Sie diese anschließend in einen Topf und rühren Sie 2 EL Olivenöl darunter. Schmecken Sie das Chiliöl mit Salz und Pfeffer ab. Die Fischfilets werden unter kaltem Wasser gewaschen und mit einem Küchentuch trocken getupft. Würzen Sie diese anschließend von beiden Seiten mit Salz und Pfeffer. Geben Sie das restliche Olivenöl in eine Pfanne und legen Sie die Fischfilets da rein. Schalten Sie dann den Herd an und braten Sie diese von jeder Seite für ca. 3 Minuten an. Servieren Sie den Fisch danach mit der Sauce.

Nährwerte pro Portion: 421 kcal, 28 g Fett, 14 g Kohlenhydrate, 26 g Eiweiß

CURRY - HÜHNERSALAT MIT EI

Zutaten für 4 Portionen:

- 150 g Hähnchenbrustfilet
- 30 g Avocado
- Salz und Pfeffer
- 300 g Blattsalat
- 1 gekochtes Ei
- Currypulver
- Essig
- 35 g Zwiebel
- 5 ml Olivenöl

Zubereitung:

Das Hühnerfleisch wird in mundgerechte Stücke geschnitten und mit Salz, Pfeffer und Currypulver gewürzt. Anschließend braten Sie das Fleisch bei mittlerer Hitze für ca. 12 - 15 Minuten an. Schneiden Sie in der Zwischenzeit die Avocado, die Zwiebeln und das gekochte Ei klein. Waschen Sie den Blattsalat und schneiden Sie diesen ebenfalls klein. Mischen Sie den geschnittenen Salat mit der Avocado, den Zwiebeln und dem Ei in einer Schüssel. Danach können Sie den Salat anrichten und etwas Essig und Olivenöl darüber geben. Geben Sie nun das gebratene Hühnerfleisch auf den Salat und servieren Sie diesen.

Nährwerte pro Portion: 344 kcal, 20 g Fett, 3 g Kohlenhydrate, 37 g Eiweiß

VEGGIE - TWOE - BEAN - CHILI

Zutaten für 4 Portionen:

- Gehacktes Koriandergrün
- 2 Zwiebeln
- 1 Dose Kidneybohnen
- ½ TL getrockneter Thymian
- Salz und schwarzer Pfeffer
- Tabascosauce nach Belieben
- 2 Knoblauchzehen
- 2 EL neutrales Pflanzenöl
- ½ TL Chiligewürz
- Aufgeschlagene Kokossahne
- 1 kleine gelbe Paprikaschote
- 1 kleine rote Paprikaschote
- 250 g Champignons
- 1 TL getrockneter Oregano
- 1 kleine rote Chilischote
- 400 g gewürfelte Dosentomaten
- 1 Dose Wachtelbohnen (ca. 250 g)

Zubereitung:

Schälen Sie die Zwiebeln und den Knoblauch und hacken Sie beides klein. Waschen und halbieren Sie die Paprikaschoten und die Chilischote und entkernen Sie diese. Schneiden Sie die Paprikaschoten in Streifen und die Chilischote in feine Würfel. Reiben Sie die Champignons mit einem Küchentuch ab und scheiden Sie diese ebenfalls in dünne Scheiben und entfernen Sie dabei das Stielende. Geben Sie die Kidneybohnen und die Wachtelbohnen in ein Sieb und lassen Sie beides abtropfen. Erhitzen Sie in einer großen Pfanne das Öl und braten Sie die Zwiebeln, den Knoblauch und das Chili darin kurz an. Geben Sie die Paprikastreifen und die geschnittenen Champignons hinzu und braten Sie diese ebenfalls für ca. 2 Minuten unter Rühren an. Danach rühren Sie das Chilipulver, den Oregano und den Thymian unter und würzen alles mit Salz und Pfeffer. Geben Sie nun die Tomaten hinzu und lassen Sie alles bei schwacher Hitze und mit geschlossenem Deckel für ca. 10 Minuten köcheln. Rühren Sie danach die Kidneybohnen und die Wachtelbohnen unter und schmecken Sie nochmals alles mit Salz und Pfeffer ab.

Lassen Sie alles nochmals für weitere 10 Minuten köcheln. Schmecken Sie das Gemüse - Chili zum Schluss mit Tabasco ab und verteilen Sie das Gericht in tiefe Teller oder Portionsschalen. Zum Servieren können Sie das Gericht mit geschlagener Kokossahne und Koriandergrün garnieren.

Nährwerte pro Portion: 454 kcal, 8 g Fett, 55 g Kohlenhydrate, 22 g Eiweiß

GRIECHISCHE LOW - CARB GEMÜSEPFANNE

Zutaten für 2 Portionen:

- 1 Knoblauchzehe
- 1 Zucchini
- 200 g Schafskäse
- 1 EL Olivenöl
- 1 Zwiebel
- 1 Tomate
- 3 Paprika
- Salz

Zubereitung:

Hacken Sie die Zwiebeln klein und schneiden Sie die Tomaten in Würfel. Braten Sie beides in einer Pfanne mit Olivenöl an. Waschen Sie die Paprika, entkernen Sie diese und schneiden Sie die Paprika zusammen mit der Zucchini in mundgerechte Stücke. Schälen und schneiden Sie den Knoblauch und geben Sie diesen zusammen mit der Zucchini und der Paprika ebenfalls in die Pfanne, wenn die Zwiebeln bereits leicht bräunlich werden und das Tomatenwasser gut verdampft ist. Lassen Sie das Gemüse in der Pfanne garen. Schneiden Sie währenddessen den Schafskäse in kleine Würfel. Wenn das Gemüse in der Pfanne durchgegart und das ausgetretene Wasser vollständig verdampft ist, geben Sie die Schafskäse - Würfel ebenfalls in die Pfanne und lassen diese bei niedriger Temperatur schmelzen. Schmecken Sie zum Schluss alles mit Salz ab.

Nährwerte pro Portion: 462 kcal, 28 g Fett, 25 g Kohlenhydrate, 23 g Eiweiß

PIZZA MIT AUBERGINE, TOMATE UND BASILIKUM

Zutaten für 2 Portionen:

- 1 Bund Basilikum
- 2 Auberginen
- 300 g Tomaten
- 4 EL Olivenöl
- Oregano
- 100 g Mozzarella
- 1 Knoblauchzehe
- Salz und Pfeffer

Zubereitung:

Waschen Sie die Auberginen und trocknen Sie diese ab. Entfernen Sie die Enden und schneiden Sie die Auberginen in dünne Scheiben. Waschen Sie die Tomaten und lassen Sie diese abtropfen. Danach schneiden Sie die Tomaten in kleine Würfel. Waschen Sie den Basilikum und tupfen Sie diesen trocken. Legen Sie ein paar Basilikumblätter zur Seite und hacken Sie den Rest des Basilikum fein. Schälen Sie den Knoblauch und hacken Sie diesen ebenfalls fein. Vermischen Sie den Knoblauch mit Oregano und Olivenöl in einer Schüssel und geben Sie die Tomaten und den gehackten Basilikum dazu. Würzen Sie die Mischung und schmecken Sie diese ab. Legen Sie die Auberginenscheiben auf mit Backpapier ausgelegtes Backblech und verteilen Sie die Tomaten - Mischung darüber. Schneiden Sie den Mozzarella in Scheiben und legen Sie diesen über die Tomaten - Mischung. Lassen Sie die Auberginen - Pizza für 10 - 15 Minuten im vorgeheizten Backofen bei 175 °C Ober- und Unterhitze backen. Garnieren Sie die Pizza mit den Basilikumblättern.

Nährwerte pro Portion: 434 kcal, 16 g Fett13 g Kohlenhydrate, 59 g Eiwe ß

PIKANTER OBSTSALAT

Zutaten für 4 Portionen:

Für den Salat:

- 150 g Petersilie
- 250 g Weintrauben
- 3 Äpfel
- 5 Cocktailtomaten zum Garnieren
- 3 Birnen
- 1 rote Zwiebel
- 2 Orangen, 4 Knoblauchzehen
-

Für das Dressing:

- 5 EL Pinienkerne
- 1 Prise Zucker,
- 1 gestrichener TL Senf
- 2 EL Balsamico – Essig
- Salz und Pfeffer
- 4 EL Olivenöl

Zubereitung:

Für den Salat:

Schälen Sie das Obst, außer die Weintrauben, und
schneiden Sie alles in mundgerechte Stücke. Hacken Sie den Knoblauch und die Petersilie in kleine Stücke und vermischen Sie beides miteinander. Geben Sie das Obst, die Petersilie und den Knoblauch in eine Schüssel und verrühren Sie alles vorsichtig miteinander. Lassen Sie das Obst mit der Petersilien - Knoblauch Mischung für ca. 10 Min. im Kühlschrank ziehen.

Für das Dressing:

Mischen Sie das Olivenöl mit dem Balsamico - Essig und geben Sie eine Prise Zucker hinzu. Rühren Sie anschließend den Senf unter und schmecken Sie immer wieder das Dressing ab, damit der Senfgeschmack nicht zu stark wird. Schmecken Sie das Dressing mit Salz und Pfeffer ab. Geben Sie das fertige Dressing über den Salat und heben Sie dieses langsam unter. Streuen Sie die Pinienkerne über den Salat. Zum Schluss schneiden Sie die Zwiebeln in Ringe und halbieren die Cocktailtomaten. Legen Sie diese zum Garnieren auf den Salat.

Nährwerte pro Portion: 316 kcal, 14 g Fett, 38 g Kohlenhydrate, 6 g Eiweiß

GEMÜSEPFANNE MIT PUTENBRUST

Zutaten für 2 Portionen:

- 1 TL getrockneter Thymian
- 100 g Putenbrust
- 1 mittelgroße Karotte
- 2 EL Wasser
- 1 Stange Lauch
- 2 mittelgroße Paprika
- Salz und Pfeffer
- 2 EL Rapsöl
- 1 mittelgroße Zucchini

Zubereitung:

Waschen Sie den Lauch und das Gemüse. Schneiden Sie den Lauch in feine Ringe und das Gemüse in Würfel. Dünsten Sie den Thymian bei mittlerer Hitze mit etwas Öl in einer Pfanne. Schneiden Sie die Putenbrust in mundgerechte Stücke und geben Sie diese zu dem Thymian. Braten Sie die Putenbruststücke gut an und geben Sie danach das geschnittene Gemüse und den Lauch und etwas Wasser dazu. Lassen Sie das Gemüse für ca. 5 Minuten dünsten. Danach kann das Gericht serviert werden.

Nährwerte pro Portion: 270 kcal, 12 g Fett, 18 g Kohlenhydrate, 18 g Eiweiß

POWER - QUINOA - BOWL MIT HUHN

Zutaten für 2 Portionen:

- 2 EL Sesamöl
- 1 Avocado
- Salz und Pfeffer
- 40 g Babyspinat
- 2 Hähnchenbrustfilets (je 180 g)
- 1 Paprika
- 2 TL Sesam
- 1 Limette
- 60 g Quinoa
- 60 g Rosenkohl
- 6 Stangen Koriander
- 100 g Kichererbsen

Zubereitung:

Geben Sie den Quinoa in ein feines Sieb und spülen Sie diesen unter fließendem Wasser ab. Lassen Sie den Quinoa danach für 10 Minuten köcheln. Gießen Sie diesen ab und stellen Sie den gekochten Quinoa zur Seite. Putzen Sie den Rosenkohl und geben Sie diesen in einen Topf mit Dampfeinsatz und wenig Wasser. Garen Sie den Rosenkohl für 5 - 10 Minuten bei zugedecktem Topf. Danach nehmen Sie diesen aus dem Topf und halbieren diesen. Waschen Sie die Hähnchenbrustfilets und tupfen Sie diese trocken. Halbieren Sie die Paprika, entkernen Sie diese und schneiden Sie die Paprikahälften in Streifen. Bestreichen Sie eine erhitzte Pfanne mit dem Sesamöl und geben Sie das Fleisch hinein. Braten Sie die Hähnchenbrustfilets für 3 Minuten an und wenden Sie diese danach. Geben Sie nun die Paprikastreifen hinzu und dünsten Sie diese mit an. Halbieren Sie die Avocado, entkernen Sie diese und schneiden Sie das Fruchtfleisch in Streifen. Pressen Sie die Limette aus und beträufeln Sie das Fruchtfleisch der Avocado mit dem Limettensaft einer halben Limette. Waschen Sie den Babyspinat und lassen Sie diesen abtropfen. Geben Sie die Kichererbsen in ein Sieb und lassen Sie diese ebenfalls abtropfen. Waschen Sie den Koriander und schütteln Sie diesen vorsichtig trocken. Danach zupfen Sie die Blätter von den Stängeln ab. Schmecken Sie anschließend den Quinoa mit Salz, Pfeffer und dem Limettensaft ab und verteilen Sie diesen zusammen mit dem Spinat, dem Rosenkohl, der Avocado und den Kichererbsen auf zwei Schüsseln. Schneiden Sie das Hähnchenfleisch in Streifen und richten Sie dieses zusammen mit der Paprika in den Schüsseln an.
Zum Schluss streuen Sie den Sesam und den Koriander darüber und servieren das Gericht.

Nährwerte pro Portion: 421 kcal, 28 g Fett, 14 g Kohlenhydrate, 26 g Eiweiß

SESAMHÜHNCHEN AUF ZUCCHINI - NUDELN

Zutaten für 2 Portionen:

- 2 Zucchini
- ½ TL Salz und Pfeffer
- 1 Knoblauchzehe
- 350 g Hühnerbrustfilets
- 3 EL Sojasauce
- 2 TL Chiliöl
- 1 TL Honig
- 2 EL Sesamöl
- 2 EL Rotweinessig
- 2 EL Erdnussöl
- 2 EL Tahini Sesampaste
- 2 Frühlingszwiebeln

Zubereitung:

Schneiden Sie die Hühnerbrust in feine mundgerechte Stücke. Würzen Sie diese mit Salz und Pfeffer und braten Sie die Hühnerbrust in einer Pfanne an. Nehmen Sie diese aus der Pfanne und stellen sie Beiseite. Waschen Sie die Zucchini und entfernen Sie die Enden. Schneiden Sie diese mit einem Spiralschneider in lange, dünne Streifen und stellen Sie diese ebenfalls zur Seite. Hacken Sie den Knoblauch fein. Geben Sie den Knoblauch mit dem Sesamöl, dem Chiliöl, dem Honig, dem Erdnussöl, der Sojasauce, der Sesampaste und dem Essig in eine Schüssel und vermischen Sie alles gut miteinander. Waschen Sie die Frühlingszwiebeln und schneiden Sie diese in feine Ringe. Braten Sie die Zucchini - Spaghetti in einer Pfanne an, bis diese al dente sind. Geben Sie die Knoblauchsauce, die Frühlingszwiebeln und die Hühnerbrust hinzu und verrühren Sie alles gut miteinander.

Nährwerte pro Portion: 425 kcal,22 g Fett, 11 g Kohlenhydrate, 43 g Eiweiß

SCHNELLE PUTEN - PFANNE

Zutaten für 4 Portionen:

- Basilikum
- 1 Fetakäse
- 500g Putengeschnelzeltes
- 4 EL Olivenöl
- 1 Dose Champignons
- 1 - 2 EL Ajvar

Zubereitung:

Geben Sie reichlich Olivenöl in eine Pfanne und erhitzen Sie dieses. Geben Sie das Putengeschnetzelte hinzu und braten Sie dieses von allen Seiten scharf an. Danach können Sie die Hitze reduzieren. Schneiden Sie zu große Champignons in Scheiben und geben Sie diese zu dem Putengeschnetzelten in die Pfanne. Geben Sie den Fetakäse zerbröselt ebenfalls dazu und lassen Sie diesen komplett schmelzen. Rühren Sie den Ajvar unter, wenn der Feta geschmolzen ist und schmecken Sie alles mit Salz und Pfeffer ab. Garnieren Sie das Gericht mit frischem Basilikum.

Nährwerte pro Portion: 434 kcal, 16 g Fett, 13 g Kohlenhydrate, 59 g Eiweiß

GEMÜSE - LASAGNE MIT PESTO - SAHNESAUCE

Zutaten für 4 Portionen:

- Olivenöl
- 20 g Kürbiskerne
- 30 g entsteinte grüne Oliven
- 2 EL Tomatenmark
- 25 g entsteinte schwarze Oliven
- 1 TL getrockneter Oregano
- 5 g Sojagranulat
- 1 kleine Knoblauchzehe
- 200 ml Gemüsebrühe
- 15 - 20 frische Basilikumblätter
- 1 Schalotte
- 1 EL Zitronensaft
- 50 g tiefgekühlte Erbsen
- 5 TL Olivenöl
- 500 g passierte Tomaten
- 4 EL Hefeflocken
- 600 g Zucchini
- Salz und Pfeffer
- 125 g Soja Cuisine

Zubereitung:

Heizen Sie Ihren Backofen auf 250 °C vor. Waschen Sie die Zucchini und schneiden Sie diese längs in 10 cm dicke Scheiben. Salzen Sie die Zucchini - Scheiben und verteilen Sie diese auf einem Backrost. Grillen Sie die Zucchini von beiden Seiten für je 5 - 7 Minuten und stellen Sie diese danach zur Seite. Stellen Sie den Backofen nun auf 180 °C runter. Kochen Sie die Gemüsebrühe und übergießen Sie damit das Sojagranulat. Lassen Sie dieses für 10 Minuten quellen. Schälen Sie in der Zwischenzeit die Schalotten. Hacken Sie diese zusammen mit den Oliven fein. Dünsten Sie die Schalotten für 3 Minuten in einer Pfanne mit Olivenöl. Danach geben Sie das aufgequollene Sojagranulat dazu und verrühren alles gut miteinander. Geben Sie anschließend das Tomatenmark, die Erbsen, die passierten Tomaten, die geschnittenen Oliven und den Oregano dazu und würzen Sie alles. Lassen Sie die Masse für 10 Minuten bei niedriger Temperatur und geschlossenem Deckel köcheln. Gelegentlich sollten Sie alles umrühren. Rösten Sie die Kürbiskerne in einer Pfanne ohne Fett. Pressen Sie eine halbe Zitrone und Knoblauchzehe aus. Geben Sie diese zusammen mit dem Basilikum, Salz, den gerösteten Kürbiskernen und 4 TL Olivenöl in ein hohes Gefäß und pürieren Sie alles. Lassen Sie die Soja Cuisine mit 1/2 TL Salz in einem Topf aufkochen. Nehmen Sie den Topf anschließend vom Herd und rieseln Sie unter Rühren die Hefeflocken hinein. Rühren Sie anschließend das Pesto in den Topf. Bestreichen Sie eine Auflaufform mit Öl und bedecken Sie den Boden mit den Zucchini - Scheiben. Geben Sie darüber 3 -4 EL der Tomatensauce. Darüber verteilen Sie vorsichtig die Sahnesauce. Diesen Vorgang wiederholen Sie bis die Auflaufform voll ist und schließen mit einerSchicht Sauce ab.
Geben Sie die Auflaufform in den Backofen und lassen Sie alles für 10 - 15 Minuten backen.

Nährwerte pro Portion: 316 kcal, 14 g Fett, 38 g Kohlenhydrate, 6 g Eiweiß

ENTE AN FEIGE MIT GEMÜSE

Zutaten für 2 Portionen:

- 4 - 5 Zweige Rosmarin
- 5 kleine Möhren
- 1 Apfel
- 4 Feigen
- Salz und Pfeffer
- 200 ml Rotwein
- 1 TL Xucker
- 2 Entenbrustfilets (je 200 g)
- 60 g Granatapfelkerne
- 2 EL Olivenöl
- 5 Schalotten
- 1 Knoblauchzehe

Zubereitung:

Streichen Sie mit Ihren Händen über die Entenbrüste und prüfen Sie ob noch Federkiele vorhanden sind. Sollten Sie welche spüren, können Sie diese mit einer Küchenpinzette entfernen. Schneiden Sie auf der Unterseite der Entenbrüste eventuelle Sehnen oder Muskelstränge heraus. Waschen Sie die Feigen und den Apfel und lassen Sie beides abtropfen. Halbieren Sie danach die Feigen und schneiden Sie den Apfel in dünne Scheiben. Schälen Sie die Möhren, die Schalotten und den Knoblauch und halbieren Sie diese längs. Waschen Sie den Rosmarin und schütteln Sie diesen vorsichtig trocken. Schneiden Sie die Haut der Entenbrüste vorsichtig ein und braten Sie diese mit der Hautseite nach unten in einer Pfanne mit Öl scharf an.Würzen Sie die Entenbrüste und legen Sie diese zusammen mit dem Rosmarin in eine Auflaufform. Garen Sie diese im Backofen für 15 Minuten. Lassen Sie das Fleisch danach kurz ruhen. Geben Sie die Schalotten und den Knoblauch in die Pfanne in der Sie vorher die Entenbrust angebraten haben und geben Sie etwas Zucker hinzu. Lassen Sie beides in der Pfanne leicht karamellisieren. Geben Sie dann die Möhren, den Apfel und die Feigen hinzu und braten Sie alles an. Löschen Sie alles mit Wein ab. Lassen Sie das Gemüse für mehrere Minuten bei starker Hitze köcheln. Danach schmecken Sie alles mit Salz und Pfeffer ab. Schneiden Sie die abgekühlten Entenbrüste in Scheiben und legen Sie diese auf das Gemüse in der Pfanne. Die Entenbrüste sollten 2 - 3 Minuten in der Pfanne durchziehen. Danach können Sie alles auf einem großen Teller oder einer großen Platte anrichten und mit den Granatapfelkernen servieren.

Nährwerte pro Portion: 962 kcal, 65 g Fett, 31 g Kohlenhydrate, 40 g Eiweiß

KÖNIGSBERGER KLOPSE

Zutaten für 4 Portionen:

- 1 EL Bio Apfelessig
- 2 Lorbeerblätter
- 1,5 Liter Gemüse- oder Fleischfondues
- 3 Pimentkörner
- Meersalz
- 1 TL Schwarzer Pfefferkörner
- 200 ml Milch
- 200 ml Sahne
- 50 g Dinkelbrötchen, ohne Kruste
- 50 g Butter
- 2 Zwiebeln
- 2 EL Kapern mit Sud
- 2 EL Butter
- Saft einer halben Zitrone
- 1 Ei
- 1 TL Johannisbrotkernmehl
- 600 g Kalbshackfleisch
- 1 TL Zitronenabrieb
- Salz, Pfeffer
- Agavendicksaft (alternativ anderes Süßungsmittel)
- Muskat

Zubereitung:

Schneiden Sie die Dinkelbrötchen in kleine Würfel und weichen Sie diese in der Milch ein. Schälen Sie die Zwiebeln und schneiden Sie diese in kleine Würfel.
Geben Sie die Butter in eine Pfanne und lassen Sie diese schmelzen. Braten Sie die Zwiebeln darin glasig. Vermischen
Sie das Kalbshackfleisch mit den Zwiebeln und dem Ei in einer Schüssel. Drücken Sie das eingeweichte Dinkelbrötchen aus und heben Sie dieses ebenfalls unter das Kalbshackfleisch. Würzen Sie alles mit Salz, Muskat und Pfeffer. Bringen Sie einen Fond aus dem Apfelessig, den Piment- und Pfefferkörnern und den Lorbeerblättern in einem Topf zum Kochen. Formen Sie aus der Hackfleischmasse Klopse und geben Sie diese in den kochenden Fond. Reduzieren Sie die Hitze und lassen Sie die Klopse für 20 Minuten bei geschlossenem Deckel ziehen. Geben Sie Butter in einen Topf und lassen Sie diese schmelzen. Geben Sie 500 ml des Kochsuds der Klopse hinzu. Verrühren Sie das Johannisbrotkernmehl mit etwas kaltem Wasser und geben Sie dieses in den Topf. Würzen Sie alles gut und lassen Sie den Inhalt für ca. 5 Minuten kochen. Nehmen Sie den Topf vom Herd und verrühren Sie die Sahne, den Zitronensaft und den Zitronen abrieb gut hinein. Süßen Sie die Sauce bei Bedarf mit dem Agavendicksaft und schmecken Sie diese nochmals mit Salz und Pfeffer ab. Nehmen Sie die Klopse aus dem Wasser und geben Sie diese zusammen mit den Kapern in die Sauce. Lassen Sie alles nochmals für 2 - 3 Minuten ziehen. Danach können die Königsberger Klopse serviert werden.

Nährwerte pro Portion: 541 kcal, 34 g Fett, 18 g Kohlenhydrate, 38 g Eiweiß

SPARGEL MIT EI UND BASILIKUM - VINAIGRETTE

Zutaten für 4 Portionen:

- 6 EL Weißweinessig,
- 10 Eier
- 8 EL Öl
- 2 Schalotten
- 1 Handvoll Basilikum
- 1,5 kg weißer Spargel
- 16 Scheiben Fenchelsalami
- Salz und Pfeffer
- etwas Zucker

Zubereitung:

Bringen Sie in einem großen Topf Wasser zum Kochen. Schneiden Sie in der Zwischenzeit die Enden des Spargels ca. 1 cm breit ab und schälen Sie den Spargel. Würzen Sie das kochende Wasser mit Salz und einer Prise Zucker. Geben Sie den geschälten Spargel hinein und lassen Sie diesen bei mittlerer Hitze und geschlossenem Deckel für 15 - 20 Minuten bissfest garen. Währenddessen würfeln Sie die Schalotten fein und vermischen diese mit 4 EL Wasser, 6 EL Öl, Essig, Salz, Pfeffer, gehacktem Basilikum und Zucker. Verquirlen Sie die Eier, am besten mit einer Gabel, und würzen Sie diese mit Salz und Pfeffer. Erhitzen Sie in einer Pfanne 1 EL Öl und geben Sie die verquirlten Eier hinein. Belegen Sie das Ei locker mit einer Salamischeibe, wenn dieses ca. bis zur Hälfte gestockt ist. Lassen Sie das Ei bei geschlossenem Deckel und milder Hitze fertig stocken. Nehmen Sie den Spargel aus dem Wasser und lassen Sie diesen abtropfen. Richten Sie den Spargel zusammen mit dem fertigen Rührei an und beträufeln Sie alles mit der Basilikum - Vinaigrette. Zum Servieren garnieren Sie alles mit einigen Basilikumblättern.

Nährwerte pro Portion: 462 kcal, 36 g Fett, 10 g Kohlenhydrate, 22 g Eiweiß

LOW CARB - HÄHNCHENNUGGETS

Zutaten für 4 Portionen:

- 550 g Hähnchenbrustfilet
- Salz
- 100 g Mandelmehl
- 5 EL Sesam
- Pfeffer
- 50 ml Sojasauce

Zubereitung:

Schneiden Sie die Hähnchenbrust zunächst in mundgerechte Stücke und würzen Sie diese mit Pfeffer und Salz. Nun geben Sie die Sojasauce in eine kleine Schüssel. Nehmen Sie eine zweite Schüssel zur Hand, in welcher Sie das Mandelmehl mit dem Sesam mischen. Nun tränken Sie die Hähnchenstücke erst in der Sojasauce und wälzen diese anschließend in der Sesammischung. Wenn Sie alle Stücke paniert haben, backen Sie sie im vorgeheizten Ofen bei 200 Grad Umluft für ca. 20 – 25 Minuten.

Nährwerte pro Portion: 313 kcal, 10 g Fett, 5 g Kohlenhydrate, 47 g Eiweiß

HERZHAFTE PIZZA-WAFFELN

Zutaten für 5 Waffeln:

- 2 Eier
- 1 EL geriebener Gouda
- 2 EL Proteinpulver
- 2 EL Sahnequark
- 1 EL klein geschnittene Salami
- 2 EL klein geschnittene Oliven
- 1 Prise Oregano
- 1 Schuss Sojamilch
- 1 Prise Salz
- 1 Prise Pfeffer

Zubereitung:

Vermengen Sie einfach alle Zutaten in einer großen Schüssel miteinander und heizen Sie währenddessen das Waffeleisen auf. Geben Sie anschließend den Teig portionsweise in das heiße Eisen und backen Sie die Waffeln nacheinander ab. Sie sind fertig, sobald sie eine goldbraune Kruste bilden.

Nährwerte pro Portion: 95 kcal, 6 g Fett, 1 g Kohlenhydrate, 9 g Eiweiß

ASIATISCHES KÜRBIS CURRY

Zutaten für 4 Portionen:

- 2 Knoblauchzehen
- 2 EL frischer Limettensaft
- ½ Stange Zitronengras
- 1 rote Zwiebel
- 175 ml Kokosmilch
- 1 TL Ingwer
- 750 ml Gemüsebrühe
- 2 EL Öl
- 150 g Hähnchenbrustfilet
- 1 EL grüne Currypaste
- Sojasauce
- 1 Hokkaido – Kürbis
- Salz und Pfeffer
- Garam Masala
- 20 g Cashewkerne
- Curry

Zubereitung:

Den Kürbis entkernen. Schneiden Sie das Fruchtfleisch in ca. 3 cm große Stücke. Reiben Sie das Zitronengras kurz zwischen Ihren Handflächen und legen Sie dieses zur Seite. Hacken Sie die Zwiebeln, den Knoblauch und den Ingwer fein und dünsten Sie alles zusammen mit der grünen Currypaste und dem Zitronengras in einer Pfanne an. Braten Sie die Kürbis - Stücke mit in der Pfanne an und löschen Sie alles mit der Gemüsebrühe und der Kokosmilch ab. Lassen Sie das Curry nun für 20 - 30 Minuten in der Pfanne köcheln, bis der Kürbis sämig und eine weiche Konsistenz hat. Schneiden Sie in der Zeit das Hähnchenbrustfilet in mundgerechte Stücke und würzen Sie diese. Braten Sie das Hähnchenfleisch in einer Pfanne an. Geben Sie diese danach zusammen mit dem Limettensaft zu dem Curry. Schmecken Sie alles mit Curry, Salz, Pfeffer, Garam Masala und gegebenenfalls mit Sojasauce ab. Rösten Sie die Cashewkerne in einer Pfanne ohne Fett an. Entfernen Sie vor dem Servieren das Zitronengras und bestreuen Sie das Curry mit den gerösteten Cashewkernen.

Nährwerte pro Portion: 313 kcal, 15 g Fett, 30 g Kohlenhydrate, 13 g Eiweiß

SCHWEINEFILET MIT PFIFFERLINGEN

Zutaten für 2 Portionen:

- 100 ml Sahne
- ½ Knoblauchzehe
  ½ TL frischen Zitronensaft
- Salz, Pfeffer
- 300 g Schweinefilet
- 1 TL Olivenöl
- Butter
- 1 Schalotten
- 200 g Pfifferlinge
- 100 ml Gemüse Fond

Zubereitung:

Heizen Sie den Backofen auf 80 Grad Umluft vor. Putzen Sie die Pfifferlinge mithilfe einer kleinen Bürste und schneiden Sie die Stielenden leicht an. Schälen sie die Schalotten und den Knoblauch und schneiden Sie beides in feine Würfel. Parieren Sie das Schweinefilet, in dem Sie es vom überstehenden Fett und Silberstreifen befreien. Waschen Sie es kurz ab und tupfen Sie es mit etwas Küchenpapier gut trocken. Schneiden Sie nun das Fleisch in gleichmäßig dicke Medaillons und würzen Sie diese mit etwas Salz und Pfeffer. Braten Sie das Fleisch anschließend in einer heißen Pfanne, von allen Seiten scharf an. Tupfen Sie die Medaillons mit Küchenpapier ab, um sie von überschüssigem Fett zu befreien. In Alufolie verpackt können Sie diese nun im Ofen ruhen lassen. Geben Sie nun Butter, Schalotten und Knoblauch zusammen mit den Pfifferlingen in die noch heiße Pfanne. Löschen Sie alles mit dem Fond ab und kochen Sie die Pfifferlinge anschließend mit der Sahne auf. Schmecken Sie die Soße mit etwas Zitronensaft, Salz und Pfeffer ab und lassen Sie sie bis zur Hälfte einkochen. Geben Sie die Medaillons für die letzten fünf Minuten zum Köcheln mit in die Pfanne. Nun können Sie servieren und genießen!

Nährwerte pro Portion: 357 kcal, 21 g Fett3 g Kohlenhydrate, 36 g Eiweiß

BUNTE TOFU-PFANNE

Zutaten für 2 Portionen:

- Balsamicoessig
- Sojasauce
- 2 rote Paprika
- 2 gelbe Paprika
- 1 Zwiebel
- 400 g Tofu
- Olivenöl zum Anbraten

Zubereitung:

Schneiden Sie als erstes den Tofu, die Paprika und die Zwiebeln in kleine Würfel. Jetzt geben Sie die Mischung in eine heiße Pfanne und braten Sie diese an bis der Tofu eine goldbraune Farbe erhält. Schmecken Sie alles mit dem Essig und der Sojasauce ab. Einfach, bunt und lecker!

Nährwerte pro Portion: 358 kcal, 16 g Fett, 25 g Kohlenhydrate, 22 g Eiweiß

KOHLRABISPAGHETTI MIT KURKUMA-TOFU

Zutaten für 2 Portionen:

- 1 TL Kurkuma Gewürz, gemahlen
- 150 g Tofu, fest
- 1 Zwiebel
- 1 Paprika, gelb
- 1 Bund Schnittlauch
- 4 Kohlrabi
- ½ Zitrone,
- Salz, Pfeffer

Zubereitung:

Für dieses köstlich-gesunde Gericht zerbröseln Sie zunächst den Tofu mit einer Gabel. Braten Sie diesen anschließend zusammen mit den kleingehackten Zwiebeln und der Kurkuma in einer Pfanne an bis er goldgelb ist. Waschen und würfeln Sie d e Paprika und geben Sie diese mit in die heiße Pfanne. Jetzt können Sie den Kohlrabi schälen und mithilfe eines Spiralschneiders zu Spaghetti verarbeiten. Geben Sie die Kohlrabispaghetti anschließend mit in die Pfanne und lassen Sie alles bei geschlossenem Deckel dünsten. Schmecken Sie mit etwas Salz und Pfeffer ab und schneiden Sie nun den Schnittlauch in feine Röllchen. Dieser wird mit dem Saft einer halben Zitrone vermischt und mit in die Pfanne gegeben. Der Kohlrabi ist fertig, wenn er noch leicht bissfest ist. Rühren Sie alles gut um und schmecken Sie gegebenenfalls noch etwas mit Gewürzen ab.

Nährwerte pro Portion: 177 kcal,4 g Fett, 18 g Kohlenhydrate, 13 g Eiweiß

WOKGEMÜSE MIT RINDERFILET

Zutaten für 4 Portionen:

- 4 Möhren
- 400 g Brokkoli
- 400 g Rinderfilet
- 8 EL Bio Sojasauce
- 400 g Champignons
- Salz, Pfeffer
- 4 Knoblauchzehen
- 2 Chilischote
- 4 EL Sesamöl

Zubereitung:

Schälen Sie die Möhren und schneiden Sie diese mit einem Sparschäler in dünne Streifen. Trennen Sie die Röschen vom Brokkoli. Schälen Sie nun den Knoblauch und hacken Sie diesen, wie auch die Chilischote in feine Würfel. Das Rinderfilet und die Champignons schneiden Sie ebenfalls in dünne Streifen. Anschließend können Sie das Sesamöl in einer Pfanne oder einem Wok erhitzen und die Rinderfiletstreifen darin anbraten. Geben Sie den Chili und den Knoblauch dazu und schwenken Sie alles gut durch. Fügen Sie nun das Gemüse hinzu und braten Sie es kurz mit an. Zum Schluss schmecken Sie alles mit der Sojasauce und etwas Salz und Pfeffer ab.

Nährwerte pro Portion: 270 kcal, 12 g Fett, 8 g Kohlenhydrate, 29 g Eiweiß

KÜRBIS-AUFLAUF MIT HACKBÄLLCHEN

Zutaten für 2 Portionen:

Für die Hackbällchen:

- 1 TL Paprikapulver (scharf)
- 500 g Hackfleisch
- 2 TL Thymian (getrocknet oder frisch)

Für die Basis:

- 50 g Käse
- 1 Kilo Kürbis (geschält und in mundgerechte Stücke geschnitten)
- 400 g Kirschtomaten (halbiert)
- 1 TL Paprikapulver (scharf),
- 50 g Frischkäse
- 15 ml Olivenöl

Zubereitung:

Den Backofen auf 180 Grad Umluft vorheizen. Vermengen Sie das Hackfleisch mit dem Paprikapulver, dem Thymian sowie dem Pfeffer und dem Salz. Aus der Hackfleischmasse kleine Bällchen von ca. 3-4 Zentimetern formen und in eine Auflaufform legen. Die Kürbisstücke bestreuen Sie mit Salz, Pfeffer und Paprikapulver und legen sie in eine separate Auflaufform. Olivenöl dazugeben und vermischen. Stellen Sie beide Auflaufformen für ca. 20 Minuten in den vorgeheizten Backofen. Die Hackbällchen nach der Hälfte der Zeit wenden. Geben Sie nach Ablauf der Zeit den Frischkäse in die Form der Hackbällchen und vermischen Sie diese gut. Die gebackenen Kürbisstücke zusammen mit den Kirschtomaten vorsichtig mit unter die Frischkäse-Hackbällchen-Masse. Rühren Sie den Sud dabei gut ein und überstreuen Sie nun das Ganze mit dem geriebenen Käse. Nach weiteren 15 Minuten im Ofen erhält dieser eine appetitliche Bräunung und der Auflauf ist fertig zum Verzehr.

Nährwerte pro Portion: 502 kcal, 34 g Fett, 15 g Kohlenhydrate, 32 g Eiweiß

LOW - CARB DIP MIT HÄHNCHENBRUST

Zutaten für 2 Portionen:

- 2 EL Röstzwiebeln
- 100 g Hähnchenbrust
- 2 EL Remoulade (alternativ auch Mayonnaise)
- Salz und Pfeffer
- 4 Radieschen
- Paprika edelsüß
- 3 EL Frischkäse

Zubereitung:

Schneiden Sie die Hähnchenbrust in feine Scheiben und garen Sie diese. In der Zwischenzeit waschen Sie die Radieschen und schneiden diese in feine Würfel. Geben Sie die Radieschen - Würfel zusammen mit den Hähnchenbrust - Scheiben in eine Schüssel. Geben Sie dort die restlichen Zutaten hinzu und verrühren Sie alles gut miteinander. Zum Schluss schmecken Sie alles mit Salz, Pfeffer und Paprika edelsüß ab.

Nährwerte pro Portion: 190 kcal, 12 g Fett, 7 g Kohlenhydrate, 14 g Eiweiß

PILZ - SPECK - OMELETT

Zutaten für 4 Portionen:

- 2 Zwiebeln
- 4 EL Balsamico Bianco
- 120 g durchwachsener Speck
- 4 EL Milch
- 6 Eier
- etwas Zucker
- 160 g Feldsalat
- 4 EL Öl
- 500 g Champignons
- Salz und Pfeffer
- 1 EL Butter
- Muskat

Zubereitung:

Schneiden Sie den Speck in breite Streifen. Schälen Sie die Zwiebeln und schneiden Sie diese in kleine Würfel. Schneiden Sie anschließend die Champignons in dünne Scheiben. Verquirlen Sie die Eier mit der Milch, etwas Salz und Pfeffer. Waschen Sie den Feldsalat und lassen Sie diese abtropfen. Verrühren Sie in der Zwischenzeit 4 EL Wasser mit etwas Salz, Pfeffer, 4 EL Öl, Zucker und 4 EL Balsamico. Braten Sie den geschnittenen Speck in einer Pfanne mit Öl kross an und nehmen Sie diesen danach aus der Pfanne heraus. Dünsten Sie in derselben Pfanne die Hälfte der Zwiebeln mit 1 EL Butter an und geben Sie danach die Hälfte der Eimischung hinzu. Lassen Sie diese bei mittlerer Hitze für 1 Minute stocken und verteilen Sie je die Hälfte des Specks und der Champignons darauf und lassen Sie alles 3 weitere Minuten stocken. Überlappen Sie das Omelett danach halb in der Pfanne und geben Sie dieses auf einen Teller. Bereiten Sie so alle weiteren Omeletts vor. Vermischen Sie den Feldsalat mit dem Dressing und servieren Sie diesen zusammen mit den fertigen Omeletts.

Nährwerte pro Portion: 384 kcal, 29 g Fett, 10 g Kohlenhydrate, 18 g Eiweiß

PUTENSCHNITZEL A LA TOSKANA

Zutaten für 2 Portionen:

- 1 EL Gekörnte Brühe
- 2 Putenschnitzel
- 2 EL Tomatenmark
- ½ große Dose geschälte Tomaten
- Salz und Pfeffer
- ½ Knoblauchzehe
- 2 Scheiben roher Schinken
- 35 g Mascarpone
- 50 g Mozzarella
- Frischer Basilikum

Zubereitung:

Die Putenschnitzel werden von beiden Seiten mit Salz und Pfeffer gewürzt und danach mit den Schinkenscheiben belegt. Mischen Sie das Basilikum und die Mascarpone in einer Schüssel und bestreichen Sie die belegten Putenschnitzel damit. Rollen Sie nun die Schnitzel auf und legen Sie diese in eine Auflaufform. Schälen Sie den Knoblauch und hacken Sie diesen klein. Schneiden Sie den Mozzarella in Scheiben und geben Sie diesen zusammen mit dem Knoblauch auf die Schnitzel. Geben Sie die geschälten Tomaten, das Tomatenmark, Salz, Pfeffer und die gekörnte Brühe in einen Topf und lassen Sie alles aufkochen. Schmecken Sie die Sauce nochmals ab und geben Sie diese über die Schnitzel. Stellen Sie die Auflaufform in den Backofen und lassen Sie die Schnitzel bei 180 - 200 °C für ca. 45 Minuten braten, bis alles durchgegart ist.

Nährwerte pro Portion: 434 kcal, 16 g Fett, 13 g Kohlenhydrate, 59 g Eiweiß

ITALIENISCHES KNUSPER-HÄHNCHEN

Zutaten für 1 Portion:

- 1 Hähnchenbrustfilet
- 5 ml Balsamico-Essig
- ½ EL Olivenöl
- ¼ TL Rosmarin, getrocknet
- 1 Knoblauchzehe
- 1 kleine Chilischote

Zubereitung:

Mischen Sie zunächst den Rosmarin mit Salz und Pfeffer und dem fein gehackten Knoblauch und der Chilischote. Reiben Sie nun die Hähnchenbrust mit dem Olivenöl ein und würzen Sie diese von allen Seiten mit der Gewürzmischung. Geben Sie das Fleisch in eine heiße Pfanne und braten Sie es von jeder Seite ca. 6 Minuten gut an. Gegebenenfalls können Sie etwas Wasser mit in die Pfanne geben, falls der Bratensaft am Pfannenboden haften bleibt. Vor dem Servieren beträufeln Sie das Fleisch mit etwas Balsamico Essig. Guten Appetit!

Nährwerte pro Portion: 346 kcal, 13 g Fett, 5 g Kohlenhydrate, 51 g Eiweiß

VEGGIE-BOWL MIT HÜHNCHEN

Zutaten für 2 Portionen:

- Limettensaft
- 180 g Hähnchenbrustfilet
- ¼ TL Kurkuma
- 240 g Zucchini
- 160 g rote Paprika
- 2 – 4 EL Rapsöl
- 1 TL Butter
- 70 g Quinoa
- 1 Lorbeerblatt
- 2 Frühlingszwiebel
- Salz, Pfeffer
- Paprikapulver

Zubereitung:

Den Quinoa zusammen mit der Butter, dem Lorbeerblatt, dem Kurkuma und etwas Salz in einen kleinen Topf geben. Mit ca. 140 ml kochendem Wasser auffüllen und gut umrühren. Den Quinoa mit geschlossenem Deckel für ca. 5 Minuten ziehen lassen. Entfernen Sie das Lorbeerblatt. Erhitzen Sie anschließend 1 EL Rapsöl in einer beschichteten Pfanne. Klopfen Sie das Hähnchenbrustfilet mit der Hand etwas platt und tupfen Sie es mit Küchenkrepp trocken. Sie können es nun mit Salz, Pfeffer und dem Paprikapulver würzen und von jeder Seite ca. 3 Minuten gut anbraten. Schneiden Sie die Zucchini und die Paprika in Würfel und die Frühlingszwiebeln in dünne Ringe. Geben Sie das Gemüse in die noch heiße Pfanne, in welcher Sie die Hähnchenbrust angebraten haben und fügen Sie noch 1 – 2 EL Rapsöl hinzu. Braten Sie alles für ca. 4-5 Minuten durch und geben Sie anschließend unter Rühren den Quinoa hinzu. Portionieren Sie die Quinoa-Pfanne auf zwei Teller, schneiden Sie die Hähnchenbrust in Scheiben und verteilen Sie diese darüber. Mischen Sie zuletzt die Sojasoße mit dem Limettensaft, welche Sie über das Fleisch träufeln.
Guten Appetit!

Nährwerte pro Portion: 405 kcal, 17 g Fett, 31 g Kohlenhydrate, 28 g Eiweiß

PROTEIN-POWER-OMELETTE

Zutaten für 2 Portionen:

- 300 g Gemüse nach Belieben
- 500 g Hackfleisch
- 2 Eigelb,
- Salz Pfeffer
- Olivenöl
- 1 Zwiebel
- 1 Tomate
- Salz und Pfeffer
- 1 Knoblauchzehe
- 200 g geriebenen Feta-Käse
- 2 Frühlingszwiebeln

Zubereitung:

Braten Sie zunächst das Hackfleisch mit den fein gewürfelten Zwiebeln in etwas Olivenöl an. Schneiden Sie die Tomaten und die Frühlingszwiebeln klein und geben Sie diese dazu. Nun können Sie nach eigenem Belieben etwas Fetakäse und/oder anderes Gemüse unterrühren. Lassen Sie diese Mischung etwas schmoren und schmecken Sie alles mit etwas Pfeffer und Salz ab. Schlagen Sie anschließend die Eier mit einem Schneebesen bis sich kleine Luftblasen bilden. Geben Sie von dieser Masse die Hälfte in eine heiße Pfanne und lassen Sie die Eier etwa 2 Minuten stocken. Dann können Sie das Omelette wenden und kurz von der anderen Seite anbraten lassen. Bereiten Sie nun das zweite Omelette genauso zu und geben Sie es anschließend auf einen Teller. Nun können Sie die Hackfleischfüllung in den Teig füllen bzw. in das Omelette einschlagen und es heiß servieren.

Nährwerte pro Portion: 1083 kcal, 78 g Fett, 19 g Kohlenhydrate, 71 g Eiweiß

KÄSE-OMELETTERÖLLCHEN MIT SPARGEL

Zutaten für 4 Portionen:

- 8 Stangen Spargel
- 3 Eier
- 75 g Mehl
- 2 EL Öl
- 250 ml Milch
- 4 Scheiben Käse
- evtl. Sauce Hollandaise
- Paprikapulver
- Petersilie
- Salz, Pfeffer

Zubereitung:

Verquirlen Sie zunächst das Mehl, die Eier und die Milch mit den Gewürzen zu einem glatten Teig. Blanchieren Sie den Spargel für ca. 3 Minuten in kochendem Wasser und braten Sie diesen anschließend in einer heißen Pfanne ohne Öl von allen Seiten an. Mit jeweils 1 EL Öl backen Sie nun zwei Omeletts aus dem Teig. Auf diese geben Sie nun zwei Scheiben Käse und vier Stangen des Spargels. Nun werden die Omeletts eingerollt und in jeweils vier gleichgroße Stücke geschnitten. Je nach Belieben können Sie die Teigrollen mit etwas Sauce Hollandaise bestreichen. Für 15 Minuten bei 150 Grad in den Ofen.

Nährwerte pro Portion: 564 kcal, 34g Fett, 36 g Kohlenhydrate, 26 g Eiweiß

WOKPFANNE MIT TOFU

Zutaten für 2 Portionen:

- 250 g Tofu
- 250 g Zucchini
- 200 g Kirschtomaten
- 3 Knoblauchzehen
- 1 EL Limettensaft
- 3 EL Pflanzenöl
- 250 g Baby-Pak-Choi
- 250 g Patissons
- 4 cm Ingwer
- 1 EL Tamarisauce
- 120 ml Gemüsebrühe
- 1 Zwiebel, Salz und Pfeffer

Zubereitung:

Waschen und würfeln Sie zunächst die Patissons und die Zucchini und lassen Sie den Tofu gut abtropfen. Die Tomaten werden halbiert, die Limetten ausgepresst und der Ingwer geschält und fein gerieben. Würfeln Sie den Tofu und waschen Sie den Pak-Choi. Die Zwiebeln und der Knoblauch werden geschält und anschließend fein gehackt. Erhitzen Sie nun 2 EL Öl in einem Wok oder einer Pfanne und schwitzen Sie Knoblauch und Zwiebeln darin an, bis sie goldgelb sind. Die Tofuwürfel werden dazu gegeben bis auch sie leicht angebräunt sind. Nun werden die Tomaten, die Zucchini und der Pak-Choi untergemischt und mitgegart. Nehmen Sie das Tofu-Gemüse aus der Pfanne und stellen Sie es beiseite. Erhitzen Sie das restliche Öl und dünsten Sie darin die Tamarisauce und den Ingwer für ca. 2 Minuten an. Geben Sie die Gemüsebrühe hinzu und lassen Sie alles aufkochen. Schmecken Sie die Brühe mit etwas Salz und Pfeffer und dem Limettensaft ab und reduzieren Sie die Brühe für ca. 10 Minuten. Zum Schluss geben Sie das Tofu-Gemüse hinzu und erhitzen es nochmals für ca. 2 Minuten bis Sie es servieren und genießen können.

Nährwerte pro Portion: 371 kcal, 23 g Fett, 17 g Kohlenhydrate, 20 g Eiweiß

RÜHREI DELUXE

Zutaten für 2 Portionen:

- 50 g Schinkenspeck
- 4 Eier
- 3 EL Sahne
- Salz
- Pfeffer

Zubereitung:

Schlagen Sie zuerst die Eier auf und mischen Sie die Sahne unter. Nun würfeln Sie den Speck und braten diesen an, bis er schön knusprig ist. Geben Sie die Eimasse zu dem Speck in die heiße Pfanne und rühren Sie so lange, bis die Masse am Boden zu stocken beginnt. Nun aufmerksam alle ein bis zwei Minuten durchrühren. Sobald das Ei fest ist, schmecken Sie mit etwas Salz und Pfeffer ab. Mit frischen Kräutern servieren und genießen...

Nährwerte pro Portion: 564 kcal, 34g Fett, 36 g Kohlenhydrate, 26 g Eiweiß

HERZHAFTE THUNFISCHCREME

Zutaten für 2 Portionen:

- 6 Cornichons
- 1 Dose Thunfisch
- 2 EL Silberzwiebeln
- 1 hartgekochtes Ei
- 3 EL Mayonnaise
- Salz, Pfeffer

Zubereitung:

Lassen Sie den Thunfisch gut abtropfen und geben Sie ihn in eine kleine Schüssel. Würfeln Sie die Cornichons und das Ei und geben Sie diese zusammen mit den Silberzwiebeln und der Mayonnaise zu dem Thunfisch. Vermengen Sie mithilfe einer Gabel alles gut miteinander und schmecken Sie die Masse mit etwas Salz und Pfeffer ab. Sie können die Creme im Kühlschrank etwas durchziehen lassen und ihn am besten mit frischem Low-Carb-Brot servieren.

Nährwerte pro Portion: 215 kcal, 17g Fett, 1 g Kohlenhydrate, 14 g Eiweiß

PAPRIKA-HÄHNCHEN OMELETT

Zutaten für 2 Portionen:

- 100 g Hähnchenbrustfilet
- 6 Eier
- 2 Stängel Petersilie
- 1 EL Butter
- 1 EL Olivenöl
- 2 EL Sahne
- ½ rote Paprika
- ½ Avocado
- ½ grüne Paprika
- Salz, Pfeffer

Zubereitung:

Verquirlen Sie als erstes die Eier und die Sahne mit einem Schneebesen bis alles kleine Bläschen schlägt und würzen Sie den Teig mit Salz und Pfeffer. Das Fruchtfleisch der Avocado wird in Streifen geschnitten und die Paprika wird fein gewürfelt. Waschen Sie die Petersilie, schütteln Sie sie trocken und zupfen Sie die Blätter ab. Erhitzen Sie nun die Butter und das Olivenöl in einer Pfanne und geben Sie die Hälfte der Eimasse hinzu. Lassen Sie alles bei mittlerer Hitze stocken und wenden Sie das Omelette nach ca. 1-2 Minuten. Anschließend belegen Sie den Teig mit der Avocado und der Hähnchenbrust und halten es bei ca. 50 Grad im Backofen warm. Nach der Zubereitung des zweiten Omeletts klappen Sie beide zusammen und belegen Sie diese mit der Petersilie und der Paprika. Einfach köstlich!

Nährwerte pro Portion: 539 kcal, 44 g Fett, 6 g Kohlenhydrate, 27 g Eiweß

ORIENTALISCHE RINDERROULADEN

Zutaten für 2 Portionen:

- 300 g Rumpsteak
- (in 4 dünnen Scheiben)
- 30 g getrocknete Feige
- 1 EL gehackte Mandeln
- 250 ml Geflügelbrühe
- 1 ½ EL Ras el hanout
- 2 Stangen Staudensellerie
- 2 kleine Zwiebeln
- 2 Tomaten
- 2 EL Olivenöl
- 1 Möhre
- Salz
- Pfeffer

Zubereitung:

Schälen Sie die Zwiebel und schneiden Sie diese mit den Feigen in kleine Würfel. Geben Sie die Zwiebeln in eine heiße Pfanne und braten Sie diese an bis sie glasig sind. Die Feigenwürfel können Sie nun mit in die Pfanne geben und gut würzen. Die Pfanne können Sie nun vom Herd nehmen und beiseitestellen. Schälen und schneiden Sie den Sellerie und die Möhren in kleine Würfel. Die Tomaten werden geviertelt und von ihrem Kerngehäuse befreit. Anschließend werden die Rumpsteaks unter etwas Klarsichtfolie mit einem Fleischklopfer dünn geklopft. Würzen Sie die Steaks mit Pfeffer und Salz und belegen Sie das Fleisch anschließend mit der Feigen-Zwiebelmischung. Nun rollen Sie die Fleischscheiben von der Querseite her auf. Fixieren Sie die Rouladen mit Zahnstochern oder binden Sie diese mit einem Faden ein. In einer sehr heißen Pfanne werden die Rouladen nun von allen Seiten scharf angebraten und anschließend herausgenommen. Unter ständigem Rühren können Sie nun den Sellerie und die Möhren in die noch heiße Pfanne geben. Würzen Sie das Gemüse mit Ras el hanout, fügen Sie die Tomaten hinzu und löschen Sie anschließend alles mit der Geflügelbrühe ab. Lassen Sie den Sud für ein paar Minuten köcheln und geben Sie dann die Rouladen hinein. Abgedeckt und bei mittlerer Hitze können Sie die Rouladen unter gelegentlichem Wenden schmoren lassen. In der Zeit können Sie die Mandeln in einer zweiten Pfanne mit wenig Öl anrösten bis diese eine goldbraune Farbe angenommen haben. Die Rouladen werden auf Tellern angerichtet und mit dem Sud übergossen. Bestreuen Sie das Fleisch mit den gerösteten Mandeln und garnieren Sie es mit frischen Minzblättern.

Nährwerte pro Portion: 490 kcal, 25 g Fett, 22 g Kohlenhydrate, 40 g Eiweiß

PIKANTES HÄHNCHEN-GULASCH

Zutaten für 2 Portionen:

- 500 g Hähnchenbrust
- Cayennepfeffer oder getrocknete Peperoni
- Chilipulver
- 20 g Petersilie
- 2 EL Tomatenmark
- Salz, Pfeffer
- Paprikagewürz
- Peperoni nach Geschmack
- 500 g Champignons
- ¼ l Gemüsebrühe
- 2 Paprika
- 2 Zwiebeln
- 20 g Schnittlauch
- ½ l fettarme Milch

Zubereitung:

Schneiden Sie die Hähnchenbrust in mundgerechte Stücke und braten Sie es portionsweise in einer heißen Pfanne mit etwas Öl scharf an. Die Champignons und die Zwiebeln werden gewürfelt und die Paprika wird in feine Streifen geschnitten. Braten Sie das Gemüse kurz an und geben Sie anschließend das Hähnchenfleisch hinzu. Nun streuen Sie etwas Mehl mit in die Pfanne und schwitzen Sie das Ganze unter ständigem Wenden für 2 bis 3 Minuten an. Geben Sie Salz, Pfeffer und Paprikapulver, sowie das Tomatenmark hinzu und rühren Sie so lange, bis das Mehl nicht mehr zu sehen ist. Löschen Sie nun alles mit der Milch und der Gemüsebrühe ab und lassen Sie das Gulasch für ca. 45 Minuten leicht köcheln. Gießen Sie nach eigenem Belieben etwas Gemüsebrühe nach um die gewünschte Konsistenz zu erzielen. Zum Schluss schmecken Sie alles mit den restlichen Gewürzen ab und lassen das Gulasch noch für eine gute Stunde ziehen um die Flüssigkeit zu reduzieren.

Nährwerte pro Portion: 521 kcal, 9 g Fett, 29 g Kohlenhydrate, 75 g Eiweiß

GEMÜSE-RÖSTI

Zutaten für 16 Portionen:

- 6 EL Pflanzensahne (aus Soja oder Nuss)
- 450 g Kohlrabi
- 450 g Möhren
- 6 gehäufte EL Kichererbsenmehl
- 1 Bund Schnittlauch
- 2 TL getr. Liebstöckel
- schwarzer Pfeffer, Salz
- 50 ml Öl zum Braten

Zubereitung:

Schälen Sie zunächst die Möhren und den Kohlrabi und raspeln Sie diese mit einer Küchenreibe. Verrühren Sie die Masse mit 2 TL Salz und lassen Sie alles für rund 10 Minuten ziehen. Währenddessen können Sie den Schnittlauch in feine Röllchen schneiden und zu der Masse geben. Fügen Sie der Mischung anschließend das Kichererbsenmehl, die Pflanzensahne, den Liebstöckel und 2 TL Pfeffer hinzu. Vermischen Sie alles gut miteinander und heizen Sie den Backofen auf 100 Grad Umluft vor. Erhitzen Sie das Öl in einer Pfanne und geben Sie pro Puffer jeweils 3 EL der Masse hinzu. Formen Sie dabei Rösti von ca. 10 Zentimetern Durchmesser. Braten Sie diese für ca. 2-3 Minuten von jeder Seite nacheinander ab und halten Sie die fertigen Rösti im Ofen warm. Dazu passt hervorragend frischer Kräuterquark!

Nährwerte pro Portion: 80 kcal, 5 g Fett, 6 g Kohlenhydrate, 2 g Eiweiß

GEBACKENER KÜRBIS MIT HIRSE

Zutaten für 2 Portionen:

- 3 Knoblauchzehen
- 100 g Hirse
- 100 g Zucchini
- 2 Schalotten
- 2 TL Tomatenmark
- 1 rote Paprika
- 2 cm Harissa
- 300 ml Gemüsefond
- 2 EL Olivenöl
- 200 g geriebener Gouda
- Salz und Pfeffer
- 1 Butternut - Kürbis (ca. 650 g)

Zubereitung:

Erhitzen Sie den Gemüsefond in einem Topf und geben Sie die Hirse hinein. Lassen Sie die Hirse für 5 - 10 Minuten köcheln, bis diese bissfest ist. Schalten Sie den Herd ab und lassen Sie die Hirse im Topf für 10 - 15 Minuten quellen. Halbieren Sie den Kürbis und höhlen Sie diesen, am besten mit einem Esslöffel, gleichmäßig aus. Schneiden Sie die Schalotten in feine Würfel und den Knoblauch pressen Sie mit einer Knoblauchpresse aus. Halbieren Sie die Paprika, entkernen Sie diese und entfernen Sie die enthaltenen Trennwände. Schneiden Sie die Zucchini sowie die Paprika in kleine Würfel und erhitzen in einer Pfanne Olivenöl. Schwitzen Sie in der Pfanne die Schalotten und den Knoblauch an, bevor Sie die geschnittenen Zucchini und Paprika hinzufügen. Geben Sie nun Harissa und das Tomatenmark hinzu und verrühren Sie alles gut miteinander. Heben Sie zum Schluss die Hirse unter und würzen Sie alles mit Salz und Pfeffer. Geben Sie in die Kürbishälften das Gemüse mit der Hirse und streuen Sie geriebenen Käse darüber. Lassen Sie den gefüllten Kürbis bei 175 °C für 15 - 20 Minuten im vorgeheizten Backofen backen.

Nährwerte pro Portion: 799 kcal, 42 g Fett, 60 g Kohlenhydrate, 40 g Eiweiß

LACHSFILET AUF RUCOLA-GEMÜSEBEET

Zutaten für 4 Portionen:

- 400 ml Schlagsahne
- 4 Stück Lachsfilets
- 8 Karotten
- 4 Zucchini
- 200 ml Gemüsefond
- 2 TL Zitronenschale
- 2 Bund Rucola
- 2 Zwiebeln, 4 EL Öl
- 2 EL Zitronensaft
- Salz, Pfeffer, Zucker

Zubereitung:

Putzen Sie zuerst das Gemüse und schneiden Sie es in Würfel. Erhitzen Sie Öl in einer Pfanne und dünsten Sie darin die Zwiebeln bis sie glasig sind. Fügen Sie die Karotten hinzu und würzen Sie alles mit etwas Salz und einer Prise Zucker. Lassen Sie das Ganze für 10 Minuten bei mittlerer Hitze dünsten. Anschließend geben Sie die Zucchini hinzu und schmecken es dem Zitronensaft und der Zitronenschale und dem Pfeffer ab. Die Schlagsahne und der Fond werden nun unter Rühren hinzugegeben und mit Salz und Zucker abgerundet. Würzen Sie den Lachs von beiden Seiten mit Salz und Pfeffer und braten Sie ihn bei mittlerer Hitze unter gelegentlichem Wenden bis er glasig ist. Belegen Sie die Teller mit dem Rucola und richten Sie darauf erst das Gemüse und dann den Fisch an.

Nährwerte pro Portion: 750 kcal, 56 g Fett, 17 g Kohlenhydrate, 41 g Eiweiß

GEMÜSESPAGHETTI MIT LACHSFILET

Zutaten für 2 Portionen:

- 500 g Wildlachs
- 2 kleine Zucchini
- 1 halbe Steckrübe
- Kräutersalz
- 1 EL Halbfettbutter
- Muskatnuss
- Limettensaft
- Knoblauchpfeffer
- Pfeffer
- Salz
- Öl

Zubereitung:

Reiben Sie zunächst den Wildlachs mit dem Limettensaft ein und würzen Sie den Fisch von allen Seiten mit Pfeffer und Salz. Die Zucchini werden nun gewaschen und längs in zwei Hälften geteilt. Drehen Sie die Hälften anschließend durch einen Spiralschneider um die „Spaghetti" herzustellen. Nun schälen und halbieren Sie die Steckrübe und schneiden Sie sie in kleine Stücke, damit Sie auch diese durch den Spiralschneider drehen können. Nun erhitzen Sie das Öl in einer Pfanne und braten den Wildlachs ca. 3-4 Minuten von jeder Seite an. Erhitzen Sie anschließend etwas Öl in einer zweiten Pfanne oder einem Wok und dünsten Sie die Gemüsespaghetti darin. Sie sollten noch eine gewisse Bissfestigkeit haben, behalten Sie daher die Garzeit unter gelegentlichem Wenden gut im Auge. Das Gemüse wird zum Schluss mit dem Kräutersalz, dem Knoblauchpfeffer und etwas Muskatnuss abgeschmeckt. Beim Anrichten lassen sich die Spaghetti mit einer Gabel zu kleinen Nestern drehen. Den Lachs darüber geben und fertig ist dieses köstliche Gericht!

Nährwerte pro Portion: 464 kcal, 15 g Fett, 16 g Kohlenhydrate, 61 g Eiweiß

EXPRESS CHAMPIGNON-PFANNE

Zutaten für 2 Portionen:

- 500 g Champignons, frisch
- Gemüsebrühe
- 1 Knoblauchzehe
- Olivenöl
- Pfeffer
- 2 Bund Frühlingszwiebeln
- 250 g Frischkäse mit Kräutern

Zubereitung:

Zuerst schneiden Sie die geputzten Champignons in feine Scheiben. Knoblauch und Frühlingszwiebeln werden fein gehackt und zusammen mit den Champignonscheiben in einer heißen Pfanne mit etwas Olivenöl angebraten. Wenn das Gemüse goldbraun ist, gießen Sie etwas Gemüsebrühe hinzu und lassen Sie alles bei mittlerer Hitze etwas aufköcheln. Geben Sie nun den Frischkäse in die Pfanne und lassen Sie diesen kurz mit aufkochen bis Sie eine cremige Soße erhalten. Zum Schluss wird alles mit Salz und Pfeffer abgeschmeckt.

Nährwerte pro Portion: 535 kcal, 37 g Fett, 8 g Kohlenhydrate, 16 g Eiweiß

CREMIGER TOMATEN-KÄSE-SALAT

Zutaten für 4 Portionen:

- 400 g Käse (dänischer Hartkäse)
- etwas Senf
- Salz
- Pfeffer
- Paprikapulver
- ½ Becher Schmand
- 500 g Cocktailtomaten
- 1 Becher Natur-Joghurt

Zubereitung:

Für diesen einfachen und frischen Salat würfeln Sie zunächst den Käse und die Tomaten. Verrühren Sie den Joghurt, den Senf und den Schmand miteinander und würzen sie diese Creme mit Paprikapulver, Pfeffer und Salz. Nun rühren Sie Tomaten und Käse unter und lassen das Ganze für ca. 30 Minuten im Kühlschrank ziehen. Ein schneller und köstlicher Genuss!

Nährwerte pro Portion: 494 kcal, 38 g Fett, 7 g Kohlenhydrate, 30 g Eiweiß

GEGRILLTE HÄHNCHENSCHENKEL Á LA PROVENCE

Zutaten für 2 Portionen:

- 4 Hähnchenschenkel
- 2 - 3 Chilischoten
- 1 Knoblauchzehe
-

<u>Für die Marinade:</u>

- 1 Rosmarinzweig
- 1 Prise Meersalz
- 1 TL Bunter Pfeffer
- 3 EL Olivenöl
- 1 Knoblauchzehe
- 3 - 4 Thymianzweige
- etwas Zitronensaft
- ½ TL Fenchelsamen

Zubereitung:

Waschen Sie zunächst die Hähnchenschenkel und tupfen Sie diese gut trocken. Die Knoblauchzehe wird quer halbiert und die Chilischoten zerhackt. Für die Marinade waschen und trocknen Sie als erstes die Kräuter. Die Blätter des Thymians und des Rosmarins werden abgezupft. Geben Sie diese zusammen mit dem Knoblauch, dem Olivenöl, dem Zitronensaft, den Fenchelsamen sowie etwas Salz und Pfeffer in einen Mörser. Vermahlen Sie alles gründlich miteinander und bestreichen Sie anschließend die Hähnchenschenkel mit dieser Marinade. Braten Sie alles in einer heißen Pfanne an, wobei Sie den Rest der Marinade einfach mit hinzugeben können. Sobald die Haut eine goldgelbe Farbe angenommen hat, braten Sie die Chilischote kurz mit an und geben anschließend alles in den vorgeheizten Backofen bei ca. 175 Grad für 30-45 Minuten.

Nährwerte pro Portion: 380 kcal, 17 g Fett, 4 g Kohlenhydrate, 51 g Eiweiß

BROKKOLI-AUFLAUF MIT RINDERHACK

Zutaten für 4 Portionen:

- 250 g Rinderhackfleisch
- 1 Becher Sahne
- 1 Becher Schmand
- 500 g Brokkoli
- 200 g Käse, gerieben
- 2 Eier
- Salz, Pfeffer

Zubereitung:

Geben Sie zunächst das Hackfleisch in eine heiße Pfanne und würzen Sie es mit Pfeffer und Salz. Teilen Sie den Brokkoli in kleine Röschen und kochen Sie diese kurz in Salzwasser ab. Die Röschen sollten dabei bissfest bleiben. Fetten Sie nun eine Auflaufform ein und schichten Sie darin den Brokkoli und das Hackfleisch auf. Der Schmand wird mit der Sahne, den Eiern und dem Käse verrührt und mit Salz und Pfeffer abgeschmeckt. Geben Sie diese Mischung anschließend über das Fleisch und den Brokkoli und stellen Sie die Form für ca. 30 Minuten bei 180 Grad in den vorgeheizten Backofen.

Nährwerte pro Portion: 603 kcal, 49 g Fett, 7 g Kohlenhydrate, 32 g Eiweiß

FENCHELGEMÜSE MIT ZANDER

Zutaten für 2 Portionen:

- 400 g Zander
- 1 Bund Dill
- Salz
- 2 EL Olivenöl
- Pfeffer

Für den Dip:

- Salz, Pfeffer
- 1 TL Honig
- 1 Zitrone
- 1 EL Meerrettich
- 1 EL Senf

Zubereitung:

Schneiden Sie zunächst den Fisch in zwei gleichgroße Teile und würzen Sie diese mit Pfeffer und Salz. Der Fenchel wird in dünne Streifen geschnitten und in etwas Olivenöl angebraten. Würzen Sie mit fein gehacktem Dill und etwas Salz und Pfeffer. Braten Sie den Fisch in einer zweiten Pfanne für ca. 3 Minuten von jeder Seite an und geben Sie die Filets anschließend in die erste Pfanne zu den Kräutern, um sie auf niedriger Temperatur ruhen zulassen. Verrühren Sie nun den Meerrettich mit dem restlichen Dill, Honig, Senf und etwas Zitronensaft in einer kleinen Schüssel. Schmecken Sie den Dip mit Pfeffer und Salz ab. Das Fenchel-Gemüse wird mit dem Fisch auf einem Teller angerichtet und zusammen mit dem Dip serviert.

Nährwerte pro Portion: 437 kcal, 18 g Fett, 13 g Kohlenhydrate, 50 g Eiweiß

ABENDESSEN

LACHS MIT FRISCHKÄSESAUCE

Zutaten für 4 Portionen:

- 600 g Lachsfilets
- 300 g Kräuterfrischkäse
- 3 EL Öl
- 12 EL Milch
- 800 g Zucchini
- 2 Zwiebeln
- Salz
- Pfeffer

Zubereitung:

Waschen Sie zuerst die Zucchini, halbieren Sie diese der Länge nach und schneiden Sie sie in gleichmäßig große Scheiben. Die Zwiebeln werden geschält und gewürfelt und zusammen mit den Zucchinischeiben in einer Pfanne mit etwas Olivenöl angedünstet. Schneiden Sie nun das Lachsfilet in gleichgroße Stücke und würzen Sie es kräftig mit Salz und Pfeffer. Schieben Sie das Gemüse an den Pfannenrand, so dass Sie in der Mitte den Fisch anbraten können. Wenn dieser schön glasig ist verteilen Sie das Gemüse über dem Lachs und geben etwas von dem Kräuterfrischkäse auf die Filets. Den restlichen Frischkäse verrühren Sie anschließend mit der Milch und geben diese Mischung über die Zucchini. Lassen Sie alles für ca. 4-5 Minuten gar ziehen bevor Sie anrichten.

Nährwerte pro Portion: 671 kcal, 48 g Fett, 14 g Kohlenhydrate, 46 g Eiweiß

DAS ULTIMATIVE RÜHREIREZEPT

Zutaten für 4 Portionen:

- 6 Eier
- 20 ml Milch
- 20 g Butter
- Pfeffer, Salz

Zubereitung:

Verquirlen Sie zuerst in einer großen Schüssel die Milch zusammen mit den Eiern bis diese kleinen Bläschen werfen. Wer es etwas cremiger mag, kann anstatt der Milch auch Sahne verwenden. Würzen Sie den Teig nach Belieben mit Pfeffer und Salz. Zerlassen Sie etwas Butter in einer heißen Pfanne und geben Sie die Eimasse hinzu. Bringen Sie die Eier unter ständigem Rühren zum Stocken. Natürlich können Sie dieses Grundrezept nach Lust und Laune durch weitere Zutaten ergänzen. Ob ausgelassener Speck, frischer Schnittlauch oder gebratenes Gemüse… Der Kreativität sind keine Grenzen gesetzt.

Nährwerte pro Portion: 278 kcal, 24 g Fett, 2 g Kohlenhydrate, 14 g Eiweiß

GEMÜSEEINTOPF MIT FENCHEL

Zutaten für 2 Portionen:

- 2 EL Olivenöl
- 1 Zwiebel, mittelgroß
- 2 Möhren
- 1 Stange Lauch
- 1 Kartoffel, groß
- 400 ml Gemüsebrühe
- 2 Fenchel
- 1 Knoblauchzehe

Zubereitung:

Schälen und pressen Sie zuerst den Knoblauch und hacken Sie die Zwiebel in feine Würfel bevor Sie diese in einer heißen Pfanne in etwas Öl andünsten. Schälen Sie Möhren und Kartoffeln und schneiden Sie sie in grobe Stücke. Entfernen Sie den Strunk des Fenchels und schneiden Sie ihn anschließend in feine Scheiben. Der Lauch wird geputzt und in Ringe geschnitten. Anschließend geben Sie das Gemüse mit der Brühe zu den Zwiebeln und dem Knoblauch. Köcheln Sie alles gut durch und servieren Sie den Eintopf mit den frisch gehackten Kräutern. Einfach, gesund und lecker!

Nährwerte pro Portion: 285 kcal, 15 g Fett, 23 g Kohlenhydrate, 8 g Eiweiß

LOW CARB-BURGER

Zutaten für 3 Burger:

- 700 g Rinderhackfleisch
- 30 ml Ketchup, light
- 2 Tomaten
- etwas Salz
- Paprikapulver
- 2 Gewürzgurken
- 3 Eigelb
- 3 Eiweiß, steif geschlagen
- 85g Frischkäse
- etwas Backpulver
- 25 g Sesamkörner
- 20 ml Worcester Sauce

Zubereitung:

Heizen Sie zunächst Ihren Backofen auf 150 Grad Ober- und Unterhitze vor. Währenddessen trennen Sie die Eier voneinander und schlagen Sie in einer Schüssel das Eiklar mit dem Backpulver steif. In einer weiteren Schüssel verquirlen Sie den Frischkäse mit dem Eigelb und etwas Salz zu einer cremigen Masse. Heben Sie anschließend den Eischnee unter. Auf einem mit Backpapier ausgelegtem Backblech verteilen Sie nun sechs gleichgroße Kleckse der Masse, von denen Sie drei mit den Sesamkörnern bestreuen. Geben Sie das Blech für ca. 40 Minuten in den Ofen. In der Zwischenzeit werden die Zwiebeln, Paprikapulver, Salz und Pfeffer mit dem Rinderhackfleisch und etwas Worcester-Sauce vermengt. Formen Sie daraus 3 flache Pattys und braten Sie diese in einer heißen Pfanne ab. Belegen Sie die fertig gebackenen Brötchen mit den Bratlingen, Tomaten- und Gurkenscheiben. Bestreichen Sie die obere Hälfte mit dem Ketchup und klappen Sie die Burger zu.
Fertig zum Genießen!

Nährwerte pro Portion: 810 kcal, 62 g Fett, 6 g Kohlenhydrate, 56 g Eiweiß

LOW-CARB PROSCIUTTO-PIZZA

Zutaten für 3 Portionen:

- 1 Knoblauchzehe, gerieben
- 100 g Parmesan, gerieben
- 100 g Frischkäse, fettarm
- 150 ml Tomatensoße
- 50 g Schlagsahne, 10% Fett
- 3 Eier
- 4 Scheiben Kochschinken
- 600 g Mozzarella

Zubereitung:

Als erstes heizen Sie Ihren Backofen auf 180 Grad Umluft vor und streichen ein Backblech mit etwas Olivenöl aus. Der Mozzarella wird in dünne Scheiben geschnitten und flächendeckend auf dem Blech ausgelegt. Behalten Sie einen Rest für den späteren Belag zurück. Verrühren Sie anschließend die Eier mit dem Parmesan, dem Knoblauch, der Sahne und dem Frischkäse und geben Sie diese Masse über den Mozzarella auf das Backblech. Backen Sie den Teig für ca. 30 Minuten im unterer Teil des Backofens. Anschließend bestreichen Sie die Pizza mit der Tomatensauce und belegen sie mit dem Kochschinken und dem übrigen Käse. Lassen Sie die Pizza für weitere 10-15 Minuten schön knusprig werden.

Nährwerte pro Portion: 938 kcal, 70 g Fett, 6 g Kohlenhydrate, 71 g Eiweiß

GEFÜLLTE ZUCCHINIRÖLLCHEN

Zutaten für 2 Portionen:

- 150 g Ricotta
- 1 Zucchini, mittelgroß
- Muskat
- Pfeffer
- 4 Stängel Petersilie
- 1 EL Olivenöl
- 100 g Parmesan
- etwas Zitronensaft
- Meersalz

Zubereitung:

Waschen Sie zunächst die Zucchini und schneiden Sie die Enden ab. Nun können Sie diese der Länge nach in schmale Streifen schneiden. Hacken Sie die Petersilie fein und vermengen Sie sie mit dem geriebenen Parmesan, dem Ricotta und etwas Zitronensaft in einer kleinen Schüssel. Erhitzen Sie 1 EL Olivenöl in einer Grillpfanne und rösten Sie die Zucchinistreifen darin von beiden Seiten an. Bestreichen sie anschließend die Zucchini mit der Ricottafüllung und rollen Sie diese auf. Fixieren Sie Ihre Röllchen je nach Bedarf mit einem Zahnstocher und richten Sie diese auf einer Platte an. Ob warm oder kalt, ein echter Gaumenschmaus!

Nährwerte pro Portion: 388 kcal, 30 g Fett, 5 g Kohlenhydrate, 25 g Eiweiß

TOMATEN-KÄSE-OMELETT

Zutaten für 1 Portion:

- Etwas geriebenen Käse
- Salz, Pfeffer
- ½ TL Zitronensaft
- 1 Tomate
- 2 Eier
- 1 TL Butter
- Muskat
- Schnittlauch

Zubereitung:

Verquirlen Sie zuerst die Eier mit dem Zitronensaft und den Gewürzen bis Sie eine homogene Masse haben. Schneiden Sie die Tomate in kleine Würfel und geben Sie die Eimasse in eine heiße Pfanne mit geschmolzener Butter. Lassen Sie die Eier bei mittlerer Temperatur stocken bis das Omelette an der Oberseite fest wird. Nun verteilen Sie den Käse und die Tomaten darauf und es kann angerichtet werden!

Nährwerte pro Portion: 195 kcal,15 g Fett, 3 g Kohlenhydrate, 12 g Eiweiß

KOKOS-GEMÜSEPFANNE MIT FRISCHEM FISCH

Zutaten für 3 Burger:

- 100 g Brokkoli, frisch oder TK, 1 große Zwiebel
- 500 g Fischfilet (z.B. Pangasius, Seelachs)
- 1 Zucchini
- Knoblauch
- Dill
- 1 Paprikaschote, gelb
- 1 Paprikaschote, orange
- 500 ml Kokosmilch
- 1 Prise Ingwerpulver
- 1 EL Rapsöl
- 2 Frühlingszwiebel
- 1 EL Sesamöl
- Salz, Pfeffer

Zubereitung:

Schneiden Sie zunächst den frischen Fisch in mundgerechte Stücke und würzen Sie ihn von allen Seiten mit Salz und Pfeffer. Erhitzen Sie das Raps- und das Sesamöl zusammen in einer Pfanne und putzen Sie das Gemüse. Die Zwiebel wird grob gehackt, die Paprika in Würfel geschnitten und die Zucchini erst in zwei Hälften und anschließend in Scheiben geschnitten. Schneiden Sie den Brokkoli in kleine Röschen und die Frühlingszwiebel in feine Ringe. Braten Sie das Gemüse (außer den Brokkoli) nun in einer heißen Pfanne an und würzen Sie alles mit dem Dill, dem Knoblauch und etwas Salz und Pfeffer. Löschen Sie das Gemüse anschließend mit der Kokosmilch ab und kochen Sie den Sud für ca. 15 Minuten ohne Deckel ein. Eine kleine Prise Ingwer wird nun zusammen mit dem Brokkoli hinzugegeben. Jetzt können Sie den Fisch dazu geben um ihn für ca. 5 Minuten mit garen zu lassen. Ein einfaches, leichtes Gericht was an Sommerurlaube erinnert. Ein knackiger Salat passt hervorragend dazu.

Nährwerte pro Portion: 1130 kcal, 87 g Fett, 31 g Kohlenhydrate, 47 g Eiweiß

SELLERIE-KAROTTEN-BRATLINGE

Zutaten für 2 Portionen:

- 400 g Knollensellerie
- 200 g Karotten
- 1 TL Johannisbrotkernmehl
- 90 ml Olivenöl
- 3 Eier
- ½ Zwiebel
- Salz
- 90 g Crème Fraîche
- 220 g Quark, 40%
- Pfeffer

Zubereitung:

Die Zwiebeln, die Möhren und der Sellerie werden in sehr feine Streifen geschnitten und in eine Schüssel gegeben. Geben Sie das Johannisbrotkernmehl, das Olivenöl, Creme Fraiche, Salz, Pfeffer und die Eier mit hinzu. Vermengen Sie alles gründlich miteinander und geben Sie nun den Teig portionsweise in eine Pfanne mit heißem Olivenöl. Backen Sie die Küchlein nach und nach ab. Ein frischer Dip aus Kräuterquark passt hier ideal dazu.

Nährwerte pro Portion: 855 kcal, 74 g Fett, 19 g Kohlenhydrate, 21 g Eiweiß

MEDITERRANE ZUCCHINISUPPE

Zutaten für 2 Portionen:

- 1 große Kartoffel
- 1 Knoblauchzehe
- 1 große Zucchini
- 100 ml Sahne
- 1 EL Butter
- Muskat, Meersalz, 1 Zwiebel
- 1 Thymianzweig
- 1 Rosmarinzweig
- 500 ml Gemüsefond
- 4 EL Olivenöl
- Pfeffer

Zubereitung:

Sie können zunächst Zwiebeln und Knoblauch schälen und fein hacken. Die Zucchini wird der Länge nach geviertelt und in ca. 1 cm dicke Stücke geschnitten. Schälen Sie die Kartoffeln und raspeln Sie diese durch eine Küchenreibe. Thymian und Rosmarin werden gründlich gewaschen und fein gehackt. Erhitzen Sie die Butter und 2 EL Öl in einem Topf und lassen Sie den Knoblauch und die Zwiebel darin anschwitzen. Geben Sie die Kartoffel mit hinein und löschen Sie alles mit dem Fond ab. Anschließend kommt das Gemüse in den Topf und wird für 10 Minuten mit geschlossenem Deckel gekocht. Nehmen Sie den Topf vom Herd, fügen Sie die Sahne hinzu und mixen Sie mit dem Pürierstab alles gut durch. Vorsicht vor heißen Spritzern! Zu guter Letzt wird die Suppe mit Salz, Pfeffer und etwas Muskatnuss abgeschmeckt. Vor dem Servieren mit frischen Kräutern anrichten!

Nährwerte pro Portion: 499 kcal, 45 g Fett, 17 g Kohlenhydrate, 5 g Eiweiß

FEINE LACHSHÄPPCHEN

Zutaten für 2 Portionen:

- 1 EL Mayonnaise
- 3 Eier
- Pfeffer
- Salz
- 1 Bund Schnittlauch
- 1 rote Paprika
- 3 Scheiben Eiweißbrot
- 100 g Lachsscheiben

Zubereitung:

Kochen Sie zunächst die Eier so hart, dass Sie diese gut schälen und in Scheiben schneiden können. Der Schnittlauch wird fein gehackt und die Paprika in Streifen geschnitten. Bestreichen Sie nun das Eiweißbrot mit der Mayonnaise und streuen Sie den Schnittlauch darüber. Belegen Sie die Brote nun mit dem Ei, der Paprika und dem Lachs. Einfach und gut!

Nährwerte pro Portion: 553 kcal, 35 g Fett, 12 g Kohlenhydrate, 42 g Eiweiß

SCHWEINEFILET MIT SESAMKRUSTE

Zutaten für 4 Portionen:

- 100 ml Wasser
- 1 Chilischote
- 2 EL Öl, Salz, Pfeffer
- 600 g Schweinefilet
- 500 g Brokkoli
- 1 rote Paprika
- 2 EL Sesam
- 200 g Zuckerschoten
- 100 ml Sojasoße
- 1-2 EL Honig

Zubereitung:

Würfeln Sie zunächst die Zuckerschoten und die Paprika und trennen Sie den Brokkoli in kleine Röschen. Anschließend wird der Sesam in einer Pfanne mit etwas heißem Öl goldbraun gebraten. Das Fleisch in dünne Streifen schneiden und etwa 3 Minuten im Öl anbraten, herausnehmen und zu dem Sesam an die Seite stellen. Als nächstes den Brokkoli zusammen mit der Paprika in einen Wok geben und kurz anbraten. Sojasoße, Wasser und Honig sowie Fleisch und Zuckerschoten dazugeben, umrühren und kurz alles anbraten, so dass die Zuckerschoten noch Biss haben. Das Gericht mit Salz und Pfeffer abschmecken, auf Tellern verteilen, Sesam darüber geben und genießen.

Nährwerte pro Portion: 369 kcal, 12 g Fett, 19 g Kohlenhydrate, 41 g Eiweiß

PUTENPFANNE MIT ZUCCHINI

Zutaten für 4 Portionen:

- 300 g Zucchini
- Salz, Pfeffer
- 400 g Putensteak
- 50 g Creme Fraiche
- 1 Zwiebel
- etwas Öl

Zubereitung:

Als erstes würzen Sie das Putenfleisch mit Salz und Pfeffer und schneiden es in mundgerechte Stücke. Nun schneiden Sie die Zwiebel in feine Würfel und dünsten diese in einer heißen Pfanne mit etwas Öl an. Geben Sie das Fleisch hinzu und braten Sie es für ca. 2-3 Minuten kräftig an. Schneiden Sie die Zucchini klein und geben Sie diese für etwa 10 Minuten mit in die Pfanne. Die Zucchini sollte dabei bissfest bleiben. Löschen Sie alles mit etwas Wasser ab und rühren Sie das Creme Fraiche mit unter. Schmecken Sie die Sauce anschließend mit Pfeffer und Salz ab und verfeinern Sie das Gericht nach Belieben mit frischen Kräutern.

Nährwerte pro Portion: 176 kcal, 5 g Fett, 4 g Kohlenhydrate, 26 g Eiweiß

HERZHAFTES SCHWEINEGESCHNETZELTES

Zutaten für 4 Portionen:

- 600 g Schweinefilets
- 200 ml Fleischbrühe
- 300 ml Schlagsahne
- Etwas Maizena
- 3 EL Butterschmalz
- 4 Frühlingszwiebeln
- 1 Bund Majoran
- Salz
- Pfeffer

Zubereitung:

Schneiden Sie zuerst das Schweinefilet in feine Streifen. Zupfen Sie die Majoranblättchen von den Stängeln ab und schneiden Sie die Frühlingszwiebeln in feine Ringe. Nun erhitzen Sie in einer beschichteten Pfanne das Butterschmalz und braten darin die Filetstreifen portionsweise scharf an. Geben Sie die Frühlingszwiebeln mit dazu und würzen Sie alles mit etwas Pfeffer und Salz. Nun werden die Sahne und die Brühe mit dem Majoran untergerührt. Lassen Sie alles kurz aufkochen und binden Sie die Soße nach eigenem Belieben mit etwas Maizena ab. Garnieren Sie das Fleisch vor dem Servieren mit ein paar Blättchen des Majorans. Guten Appetit!

Nährwerte pro Portion: 427 kcal,29 g Fett, 7 g Kohlenhydrate, 35 g Eiweiß

THUNFISCHSALAT

Zutaten für 2 Portionen:

- 3 Eier
- 8 Cherrytomaten
- 100 g Kichererbsen (aus der Dose)
- 1 Dose Thunfisch
- ¼ Bund Basilikum
- 1 EL Olivenöl
- Salz
- Pfeffer

Zubereitung:

Die Eier so lange kochen bis sie hart sind (ca. 7 Min.) und anschließend mit kaltem Wasser abschrecken. Die Kichererbsen
in ein Sieb geben, unter laufenden kaltem Wasser abspülen und gut abtropfen lassen. Die Tomaten in gleich große Stücke schneiden (vierteln). Den abgetropften Thunfisch in eine Schale geben und die hartgekochten Eier in kleine Würfel schneiden und zu dem Thunfisch hinzufügen. Den Basilikum waschen, trocken schleudern, hacken und mit den Tomaten und den restlichen Zutaten zu dem Thunfisch hinzufügen. Das Ganze mit Salz und Pfeffer würzen und mit etwas Olivenöl beträufeln. Alles gut miteinander vermengen und fertig ist der Thunfisch Salat.

Nährwerte pro Portion: 116 kcal, 8 g Fett, 5 g Kohlenhydrate, 5 g Eiweiß

KOHLRABI-GRATIN MIT LACHS

Zutaten für 4 Portionen:

- 4 Lachsfilets
- 2 Bio-Zitronen
- 4 Kohlrabi
- Salz
- Pfeffer
- 1 TL Thymian
- 2 EL Öl

Zubereitung:

Den Backofen bei 200 Grad vorheizen. Den Kohlrabi schälen und dabei das Kohlrabigrün beiseitelegen (das wird später noch gebraucht). Den Kohlrabi in feine Scheiben schneiden und in eine Auflaufform schichten. Die Zitronenschale fein abreiben und mit Salz, Pfeffer und Thymian die Kohlrabischeiben würzen. Jeweils drei Esslöffel Wasser mit drei Esslöffel Olivenöl vermengen und über die Kohlrabischeiben geben. Das Ganze nun mit Backpapier bedecken. Die Auflaufform auf der mittleren Schiene im Backofen für 35 Minuten backen. Den Lachs etwas salzen und das Backpapier von der Auflaufform wegnehmen, den Lachs auf den Kohlrabi draufsetzen und mit Zitronenscheiben belegen, noch mal für 15 Minuten im Backofen garen. Das Kohlrabigrün jetzt schön fein hacken und kurz vorm Servieren über den Lachs geben.

Nährwerte pro Portion: 369 kcal, 12 g Fett, 19 g Kohlenhydrate, 41 g Eiweiß

LINSENSALAT MIT SCHINKEN UND KAROTTEN

Zutaten für 4 Portionen:

- 200 g Schinken
- 400 g gekochte Linsen
- 4 Karotten
- 12 Walnüsse
- 1 Schalotte, gewürfelt
- 2 EL Weinessig
- 6 EL Öl
- ½ TL Senf
- 1 EL Petersilie, gehackt

Zubereitung:

Geben Sie in einer großen Schüssel die Walnüsse und die Linsen. Den Schinken und die Schalotten würfeln und die Karotten in Scheiben schneiden. Geben Sie die Karotten, Schalotten und den Schinken ebenfalls in die Schüssel und vermengen alles miteinander. Für das Dressing verquirlen sie die gehackte Petersilie mit dem Senf, Öl und dem Weinessig. Vermengen sie kurz vorm Servieren den Salat mit dem Dressing.

Nährwerte pro Portion: 422 kcal, 27 g Fett, 23 g Kohlenhydrate, 19 g Eiweiß

GEBACKENE AVOCADO MIT BACON UND EI

Zutaten für 2 Portionen:

- 2 Avocados
- 200g Bacon
- 4 Eier
- 1 Tomate
- 1 EL Olivenöl

Zubereitung:

Den Ofen auf 175 Grad vorheizen. Halbieren sie die Avocados der Länge nach und entfernen sie die Kerne, das Fruchtfleisch mit einem Löffel aushöhlen, dabei etwa einen Zentimeter Platz zur Schale lassen. Erhitzen sie Öl in einer Pfanne und braten den Bacon an. Legen sie die Avocados in eine Auflaufform und schlagen jeweils ein Ei in jede Avocado. Schneiden sie den Bacon in kleine Stücke und verteilen diese über die aufgeschlagenen Eier. Die Auflaufform in den Backofen schieben und für 10 bis 15 Minuten backen lassen. Wenn die richtige Festigkeit der Eier erreicht ist, nehmen sie die Auflaufform aus dem Ofen und würfeln die Tomate in kleine Stücke, diese auf die Avocados verteilen und servieren.

Nährwerte pro Portion: 683 kcal, 67 g Fett, 2 g Kohlenhydrate, 16 g Eiweiß

QUARK-GEMÜSE-AUFLAUF

Zutaten für 1 Portion:

- 250 g Quark
- 100 g Zucchini
- 100 g Paprika, rot
- 60 g Kochschinken
- 1 Ei
- 1 Zwiebel
- Etwas Petersilie
- Salz und Pfeffer

Zubereitung:

Den Backofen auf 180 Grad vorheizen. Das komplette Gemüse waschen und in Stücke schneiden, den Kochschinken würfeln, Zwiebeln waschen und klein schneiden. Verrühren Sie alles mit dem Quark und dem Ei. Geben Sie die komplette Masse in eine Auflaufform, geben sie Gewürze und Kräuter dazu und lassen das Gratin für 25 bis 30 Minuten im Ofen backen. Bei diesem Auflauf bleiben keine Wünsche offen, sie können alles beliebig mit ihrem Lieblingsgemüse variieren!

Nährwerte pro Portion: 511 kcal, 19 g Fett, 31 g Kohlenhydrate, 31 g Eiweiß

ZUCCHINI-SPAGHETTI MIT HACKFLEISCHSAUCE

Zutaten für 3 Portionen:

- 400 g Hackfleisch
- 400 g passierte Tomaten
- 1 Zwiebel, 3 Zucchini
- 2 Knoblauchzehen
- 1 EL Tomatenmark
- 2 EL Gemüsebrühe
- 5 EL geriebener Parmesan
- Salz, Pfeffer
- Olivenöl

Zubereitung:

Die Zucchini mit dem Spiralschneider zu Spaghetti verarbeiten, wenn kein Spiralschneider vorhanden in dünne Streifen schneiden, die Nudeln beiseitestellen. In einer Pfanne das Olivenöl erhitzen und die klein gewürfelten Zwiebeln und den gepressten Knoblauch scharf anbraten. Das Hackfleisch hinzufügen und ebenfalls kurz anbraten, die geschälten Tomaten und das Tomatenmark mit Salz, Pfeffer und etwas gekörnte Gemüsebrühe würzen und abschmecken. In einer zweiten Pfanne die Zucchininudeln für etwa 30 Sekunden in etwas Olivenöl schwenken, die Nudeln auf einem Teller mit der Sauce anrichten und dem Parmesan bestreuen. Lecker und schnell zubereitet!

Nährwerte pro Portion: 357 kcal, 21 g Fett, 14 g Kohlenhydrate, 26 g Eiweiß

GEFÜLLTE TOMATEN

Zutaten für 1 Portion:

- 3 Tomaten, mittelgroß
- 3 Eier
- Etwas Salz
- Pfeffer
- Schnittlauch

Zubereitung:

Den Backofen auf 200° vorheizen. Die Tomaten waschen und den Deckel mit einem Messer abschneiden. Mit einem Löffel ungefähr die Hälfte des Fruchtfleischs herausholen und in jede Tomate ein Ei schlagen. den Schnittlauch klein hacken und auf die Tomaten geben, das Ganze mit Salz und Pfeffer würzen. Die Tomaten in eine Auflaufform legen, mit dem restlichen Tomatenfruchtfleisch auffüllen und die Deckel wieder auf die Tomaten setzen. Das Ganze je nach gewünschter Festigkeit der Eier für 5 bis 10 Minuten in den Backofen schieben.

Nährwerte pro Portion: 235 kcal, 16 g Fett, 7 g Kohlenhydrate, 15 g Eiweiß

ROTKOHLSALAT MIT FRÜHLINGSZWIEBELN UND RADIESCHEN

Zutaten für 4 Portionen:

- 3 Frühlingszwiebeln
- 8 Radieschen
- 400 g Rotkohl
- 2 TL Agavendicksaft
- 1 EL Olivenöl
- Saft einer halben Zitrone

Zubereitung:

Den Rotkohl waschen, in ganz feine Streifen schneiden oder raspeln. Die Frühlingszwiebeln und Radieschen ebenfalls waschen, die Radieschen in Streifen schneiden und Frühlingszwiebeln in feine Ringe schneiden.
Den fein geschnittenen Rotkohl mit Olivenöl, Salz, Pfeffer und Agavendicksaft in einer Schüssel gut vermengen. Die Zitrone auspressen und über den Rotkohl geben. Jetzt lassen sie den Rotkohlsalat abgedeckt für 30 Minuten ruhen. Die Petersilie und den Schnittlauch waschen, klein hacken und mit dem restlichen Gemüse vor dem Servieren unter den Rotkohlsalat geben und nach Belieben mit Salz und Pfeffer abschmecken.

Nährwerte pro Portion: 427 kcal,29 g Fett, 7 g Kohlenhydrate, 35 g Eiweiß

SPINAT-KÄSE-OMELETT

Zutaten für 4 Portionen:

- 100 g frischen Spinat
- 100 g Gouda
- 16 mittelgroße Eier
- 2 Frühlingszwiebel
- 100 ml Sahne
- 2 EL Olivenöl
- Pfeffer
- Meersalz

Zubereitung:

Verquirlen sie die Sahne mit den Eiern und würzen das Ganze mit Salz und Pfeffer. Die Frühlingszwiebeln waschen und in kleine Ringe schneiden, die Spinatblätter verlesen und abtropfen lassen, sowie den Gouda mit einer Käsereibe hobeln. Etwas Öl in einer Pfanne erhitzen und die Hälfte der Eimasse hinzufügen. Sobald die Eimasse stockt, geben Sie den Gouda, die Frühlingszwiebeln und den Spinat auf das Omelett. Wenn der Käse geschmolzen ist, das Omelett einfach in der Hälfte zuklappen und anrichten.

Nährwerte pro Portion: 499 kcal, 41 g Fett, 5 g Kohlenhydrate, 26 g Eiweiß

HÄHNCHEN MIT KOHLRABI

Zutaten für 2 Portionen:

- Curry
- 100 ml Soja-Cuisine
- 2 Hähnchenbrustfilets
- 3 Blatt Giersch
- gemahlener Koriander
- 5 Blatt Löwenzahn
- Cumin und Salz
- 5 Blatt Taubnessel
- 1 Bund Rucola
- 5 Blatt Spitzwegerich
- 250 g Soja-Joghurt
- 1 TL Petersilie
- 2 EL Olivenöl
- 1 großer frischer Kohlrabi
- 1 große Zwiebel

Zubereitung:

Die Zwiebel und der Kohlrabi werden geschält. Anschließend schneiden Sie die Zwiebel in feine Würfel und den Kohlrabi in Scheiben. Danach wird beides zusammen in einer Pfanne mit etwas Öl angedünstet. Der angedünstete Kohlrabi und die Zwiebel geben Sie nun in eine Schüssel und stellen diese zur Seite. Den Soja-Joghurt geben Sie zusammen mit der Soja-Cuisine und den Kräutern in eine Schüssel und mixen diese mit dem Standmixer so lange durch, bis eine grüne Masse entstanden ist. Danach würzen Sie die Hähnchenbrustfilets mit Curry, Salz und Pfeffer. Diese Braten Sie nun mit etwas Öl in einer Pfanne an. Die Joghurt-Sauce wird zu den Zwiebeln und dem Kohlrabi gegeben und alles wird gut miteinander verrührt. Sobald das Fleisch fertig gebraten ist, richten Sie dieses zusammen mit der Sauce auf einem Teller an.

Nährwerte pro Portion: 581 kcal, 25 g Fett, 20 g Kohlenhydrate, 65 g Eiweiß

HACKAUFLAUF

Zutaten für 4 Portionen:

- 75 g Parmesan
- 1 Blumenkohl
- 30 Basilikumblätter
- 3 EL Öl
- 2 Eier
- 750 g gemischtes Hackfleisch
- 3 Karotten
- Salz und Pfeffer
- 2 TL getrockneter Oregano
- 1 Zwiebel
- 250 ml Gemüsefond
- 1 Dose gestückelte Tomaten

Zubereitung:

Der Backofen wird auf 180 °C Ober- Unterhitze oder 160 °C Umluft vorgeheizt. Schneiden Sie nun den Blumenkohl in ca. 2 cm große Röschen. Diese geben Sie auf ein mit Backpapier belegtes Backblech und garen den Blumenkohl für 30 - 35 Minuten auf mittlerer Schiene im Backofen. In einem Topf erhitzen Sie Öl und braten das Hackfleisch dort krümelig an. Die Zwiebeln werden gewürfelt, zu dem Hackfleisch gegeben und kurz mitgebraten. Nun geben Sie die Tomaten und das Gemüsefond dazu und würzen alles mit Salz, Pfeffer und dem getrockneten Oregano. Lassen Sie alles kurz aufkochen und köcheln Sie alles für 10 Minuten auf mittlerer Hitze. In der Zwischenzeit können Sie die Karotten putzen, schälen und in ca. 1 cm dicke Stifte schneiden. Diese werden für 5 Minuten mit zu dem Fleisch gegeben. Den abgekühlten Blumenkohl geben Sie in ein hohes Gefäß und geben die Eier, den Basilikum und die Hälfte des Parmesans dazu. Pürieren Sie alles sehr fein und würzen Sie dies anschließend mit Salz und Pfeffer. Schalten Sie den Backofen auf 200 °C Ober- Unterhitze oder 180° C Umluft und geben Sie das Hackragout in eine Auflaufform. Bedecken Sie dies mit dem Blumenkohlpüree und dem restlichen Parmesan und stellen Sie alles in dem heißen Backofen auf ein Rost. Backen Sie alles auf der mittleren Schiene für ca. 20 Minuten.

Nährwerte pro Portion: 784 kcal, 53 g Fett, 22 g Kohlenhydrate, 52 g Eiweiß

BLUMENKOHL - GORGONZOLA - SUPPE

Zutaten für 3 Portionen:

- Petersilie
- 150 ml Sahne
- Salz und Pfeffer
- 1 Blumenkohl (ca. 600 g)
- 1 TL Muskat
- 75 g Gorgonzola
- 700 ml Brühe

Zubereitung:

Waschen Sie den Blumenkohl und zerkleinern Sie diesen in kleine Röschen. Geben Sie diese Röschen in 700 ml Gemüsebrühe und lassen Sie diese weich kochen. Danach nehmen Sie den Topf von der Herdplatte und pürieren alles mit einem Stabmixer. Geben Sie anschließend die Sahne und den Gorgonzola hinzu und lassen Sie alles nochmal aufkochen, bis eine cremige Konsistenz entsteht. Schmecken Sie alles mit Salz, Muskat und Pfeffer ab und garnieren Sie die Suppe vor dem Servieren mit etwas Petersilie.

Nährwerte pro Portion: 282 kcal, 22 g Fett, 7 g Kohlenhydrate, 11 g Eiweiß

SPINATSUPPE MIT FRISCHKÄSE

Zutaten für 2 Portionen:

- Salz und Pfeffer
- 500 g Würzspinat
- 500 ml Gemüsebrühe
- 1 Becher Frischkäse
- 1 Becher Créme Fraîche

Zubereitung:

Geben Sie die Gemüsebrühe in einen Topf und erhitzen Sie diese darin. Geben Sie anschließend den Spinat dazu und verrühren Sie alles gut miteinander. Lassen Sie alles kurz aufkochen und rühren Sie langsam das Créme Fraîche und den Frischkäse darunter. Lassen Sie alles nochmal kurz aufkochen und schmecken Sie die Suppe mit Salz und Pfeffer ab.
Optional: Für eine cremige Konsistenz mit dem Mixer durchpürieren!

Nährwerte pro Portion: 806 kcal, 70 g Fett, 21 g Kohlenhydrate, 18 g Eiweiß

ZUCCHINI GRANATAPFEL SALAT MIT STEAK

Zutaten für 2 Portionen:

- Salz und Pfeffer
- 200 g gelbe Zucchini
- 2 EL Olivenöl
- 200 g grüne Zucchini
- 200 g Feta Käse
- 1/2 Granatapfel
- 2 Rinderhüftsteaks
- (je 200 g), 1/2 Zitrone
- 1/4 Bund Minze

Zubereitung:

Die Zucchini längs mit einem Sparschäler in dünne Scheiben schneiden. Den Granatapfel halbieren und die Kerne mit einem Esslöffel herausklopfen. Die Minze, bis auf ein paar Blätter die zum Garnieren benötigt werden, waschen und in feine Streifen schneiden. Die halbe Zitrone auspressen und den Saft auffangen. Das trockengetupfte Fleisch mit dem Öl in einer Pfanne für ca. 4 Minuten von jeder Seite anbraten. Anschließend werden diese mit Salz und Pfeffer gewürzt. Die geschnittenen Zucchini werden für ca. 2 Minuten in einer Grillpfanne ohne Fett auf jeder Seite angebraten. Diese werden ebenfalls mit Salz und Pfeffer gewürzt. Den Feta Käse zerbröseln Sie in eine Schüssel und mischen diesen mit dem Zitronensaft und der kleingeschnittenen Minze. Dies wird ebenfalls mit Salz und Pfeffer abgeschmeckt. In einen verschließbaren Behälter geben Sie zum Schluss je eine Hälfte der Zucchini und verteilen den Feta sowie die Granatapfelkerne darüber. Das Steak schneiden Sie in mundgerechte Stücke und geben diese auf den Salat. Der fertige Salat kann nun mit den restlichen Minzblättern garniert werden.

Nährwerte pro Portion: 677 kcal, 41 g Fett, 10 g Kohlenhydrate, 63 g Eiweiß

BROCCOLI - CURRY - SUPPE

Zutaten für 4 Portionen:

- 2 EL Xucker oder Sukrin
- 600 ml Gemüsebrühe
- Salz und Pfeffer
- 400 ml Kokosmilch
- 3 TL Currypulver (scharf)
- 3 Kardamomkapseln
- 1 EL Rapsöl
- 1 Knoblauchzehe
- 150 g Möhren
- 500 g Broccoli

Zubereitung:

Nehmen Sie den Samen aus der Kardamomkapsel und mahlen Sie diesen mit einem Mörser fein. Putzen Sie anschließend den Broccoli und schneiden Sie die Röschen ab. Nun teilen Sie zu große Röschen nochmals in der Hälfte. Die Stiele werden geschält und gestückelt. Schälen Sie ebenfalls die Möhre und hobeln Sie diese in schmale Streifen. Nun würfeln Sie die Knoblauchzehe. Erhitzen Sie in einem Topf etwas Öl und dünsten Sie den Knoblauch darin an. Anschließend geben Sie das Currypulver, den gemahlenen Kardamomsamen und den Broccoli dazu. Lassen Sie alles kurz andünsten und löschen Sie danach mit der Gemüsebrühe und der Kokosmilch ab. Schmecken Sie die Suppe mit Salz und Pfeffer ab. Die Suppe lassen Sie jetzt für 8 Minuten mit Deckel köcheln und geben danach die Möhren hinzu. Dies lassen Sie nochmals für 3 Minuten zusammen garen. Decken Sie währenddessen 6 Schälchen oder ein großes Gefäß mit Folie ab und lassen Sie dieses in einem Wasserbad für 3 Minuten stocken. Danach werden die Gefäße bei 160° C für 30 Minuten in den vorgeheizten Backofen gestellt. Nach Ablauf der Zeit werden die Schälchen für mindestens 1 Stunde zum ruhen in den Kühlschrank gestellt. Bevor die Suppe serviert wird, heizen Sie den Backofen auf 220° C Oberhitze oder die Grillfunktion vor und streichen Sie 2 EL Xucker oder Sukrin auf die Creme. Die Schälchen werden so lange gebacken, bis der Zucker karamellisiert ist.

Nährwerte pro Portion: 378 kcal, 29 g Fett, 16 g Kohlenhydrate, 8 g Eiweiß

LOW CARB MINUTENSTEAKS MIT SAUCE

- **Zutaten für 4 Portionen:**
- 8 Minutensteaks
- Olivenöl
- 1 EL Senf
- 100 g saure Sahne
- 200 g Joghurt (1,5 % Fett)
- 50 ml Sonnenblumenöl
- 200 ml Cola Light
- 150 g Kräuter
- 2 hartgekochte Eier

Zubereitung:

Legen Sie die Minutensteaks für ca. 5 Minuten in der Cola ein. Zwischendurch wenden Sie die Steaks. Danach würzen Sie diese mit Salz und Pfeffer und braten diese mit Olivenöl in einer Pfanne an. Verrühren Sie den Senf mit dem Sonnenblumenöl und dem Eigelb zu einer gleichmäßigen Masse. Hacken Sie die Kräuter klein und pürieren Sie diese zusammen mit dem Joghurt und der sauren Sahne. Geben Sie dies zu der Eier - Senf Mischung und schmecken Sie dies mit Salz und Pfeffer ab. Danach kann alles serviert werden.

Nährwerte pro Portion: 962 kcal, 64 g Fett, 10 g Kohlenhydrate, 87 g Eiweiß

THUNFISCHSALAT MIT AVOCADO, TOMATEN UND MAYONNAISE

Zutaten für 2 Portionen:

- Meersalz und Pfeffer
- 200 g Thunfisch aus der Dose
- 1 TL fein gehackte Kapern
- 1/2 rote Zwiebel fein gewürfelt
- 2 EL Mayonnaise
- 1 Limette
- 4 - 5 Cherrytomaten
- 1/2 Avocado

Zubereitung:

Zupfen Sie den Thunfisch mit einer Gabel auseinander und geben Sie diesen zum Abtropfen in ein Sieb. Halbieren Sie die Limette und pressen Sie den Saft aus. Lösen Sie anschließend das Fruchtfleisch aus der Avocado und schneiden Sie dieses in Stücke. Beträufeln Sie die Avocadostücke mit dem Limettensaft. Waschen Sie die Tomaten und vierteln Sie diese. Vermischen Sie anschließend die Avocadostücke, den Thunfisch, die fein gewürfelte Zwiebel, die Tomaten und die fein gehackten Kapern mit der Mayonnaise in einer Schüssel. Anschließend können Sie den Thunfischsalat mit dem restlichen Limettensaft, Salz und Pfeffer abschmecken.

Nährwerte pro Portion: 223 kcal, 22 g Fett, 3 g Kohlenhydrate, 2 g Eiweiß

RUCOLA MIT PARMASCHINKEN, FEIGE UND MOZZARELLA

Zutaten für 2 Portionen:

- 1 EL Balsamico
- 200 g Parmaschinken
- 2 EL Olivenöl
- 50 g Rucola
- 2 Stängel frischer Basilikum
- 50 g Mozzarella
- 1 Feige

Zubereitung:

Der Rucola wird gewaschen und trocken geschleudert. Anschließend wird dieser in mundgerechte Stücke gezupft. Die Feigen werden ebenfalls gewaschen und nach dem trockentupfen in mundgerechte Stücke geschnitten. Die Feigen und der Rucola werden gleichmäßig auf den Tellern verteilt. Der Parmaschinken wird zusammengerollt und in der Mitte halbiert. Die kleinen Röllchen werden nun auf den Tellern mit dem Rucola und den Feigen verteilt. Zum Schluss wird der Mozzarella mit den Fingern in kleine mundgerechte Stücke gezupft und ebenfalls auf den Tellern verteilt. Nun wird der Basilikum gewaschen und grob gehackt. Dieser wird zusammen mit Salz und Pfeffer über den Tellern verteilt. Die Portionen können bei Bedarf mit Olivenöl und Balsamico beträufelt werden.

Nährwerte pro Portion: 354 kcal, 22 g Fett, 6 g Kohlenhydrate, 33 g Eiweiß

ROTE LINSENSUPPE MIT TOMATEN

Zutaten für 4 Portionen:

- Naturjoghurt nach Belieben (3,5 % Fett)
- 150 g getr. Tomaten
- In Streifen geschnittener Basilikum
- 2 gewürfelte Zwiebeln
- Salz und Pfeffer
- 1 zerdrückte Knoblauchzehe
- 2 Lorbeerblätter
- 240 g rote Linsen
- Brühpulver
- Abrieb und Saft einer Limette
- 1 1/2 TL Cayenne Pfeffer
- 2 EL Olivenöl
- 1 TL Zimt
- 1 1/2 TL Kreuzkümmel

Zubereitung:

Geben Sie 1 Liter Wasser in einen Topf und lassen Sie dieses kochen. In der Zwischenzeit geben Sie die Tomaten in eine Schüssel. Gießen Sie das kochende Wasser über die Tomaten und lassen Sie diese für 30 Minuten ziehen. Nach Ablauf der Zeit nehmen Sie die Tomaten aus dem Wasser, aber schütten Sie das Wasser nicht weg. Schneiden Sie die Tomaten klein. Zu dem Wasser geben Sie nun 800 ml frisches Wasser und etwas Brühpulver. Dünsten Sie die gewürfelten Zwiebel mit etwas Öl glasig und geben Sie anschließend die Tomatenstücke und die Linsen hinzu. Lassen Sie alles für einige Minuten anbraten. Löschen Sie alles mit der vorbereiteten Brühe ab und rühren Sie die zerdrückte Knoblauchzehe und die Gewürze unter. Das Ganze wird für 20 Minuten bei geschlossenem Deckel und niedriger Flamme geköchelt. Nach den 20 Minuten pürieren Sie alles mithilfe eines Stabmixers und schmecken es mit dem Limettensaft, Salz und Pfeffer ab. Zum Servieren wird alles mit etwas Joghurt, Limettenabrieb und Basilikum garniert.

Nährwerte pro Portion: 396 kcal, 10 g Fett, 49 g Kohlenhydrate, 22 g Eiweiß

STEAK MIT PESTO

Zutaten für 2 Portionen:

- 1 TL Butterschmalz
- 200 g Rindersteak
- 3 EL Olivenöl
- 80 g frischer Spinat
- 1 Knoblauchzehe
- 15 g Parmesan
- 15 g Pinienkerne
- Salz und Pfeffer

Zubereitung:

Die Spinatblätter waschen, den Knoblauch schälen und klein hacken. Das Rindersteak mit dem Butterschmalz in einer Pfanne anbraten und gut würzen. Die restlichen Zutaten in ein hohes Gefäß geben und pürieren. Wenn das Steak gut durchgebraten ist, dieses zusammen mit dem Pesto und einem Beilagensalat servieren.

Nährwerte pro Portion: 444 kcal, 35 g Fett, 4 g Kohlenhydrate, 28 g Eiweiß

THUNFISCH-EIER-SALAT

Zutaten für 2 Portionen:

- Salz und Pfeffer
- 1 Dose Thunfisch mit eigenem Saft
- 1 Spritzer Süßstoff
- 4 hart gekochte Eier
- 1 EL Mayonnaise
- 1 rote Paprika
- 1 TL Senf
- Schnittlauch
- 2 - 3 Handvoll Bohnen
- 100 g saure Sahne

Zubereitung:

Lassen Sie in einem Topf Salzwasser kochen und garen Sie darin die Bohnen bissfest. Wenn die Bohnen bissfest sind, schrecken Sie diese mit kaltem Wasser ab. Die hartgekochten Eier werden in große Stücke geschnitten. Schneiden Sie die Paprika in kleine Stücke und geben Sie diese zusammen mit den Eiern in eine Schüssel. Waschen Sie den Schnittlauch und schneiden Sie diesen klein. Danach lassen Sie den Thunfisch abtropfen und geben diesen zusammen mit dem Schnittlauch ebenfalls in die Schüssel zu den Eiern und der Paprika. Danach geben Sie die abgetropften Bohnen hinzu und rühren alles vorsichtig um. In einer weiteren kleineren Schüssel verrühren Sie die saure Sahne, die Mayonnaise und den Senf. Schmecken Sie dies mit Salz und Pfeffer ab und heben Sie die Mischung unter den Thunfisch. Lassen Sie alles kurz ziehen bevor Sie es servieren.

Nährwerte pro Portion: 277 kcal, 20 g Fett, 8 g Kohlenhydrate, 13 g Eiweiß

ASIATISCHE HÜHNERSUPPE

Zutaten für 4 Portionen:

- Salz und Pfeffer
- 1 l Hühnerbrühe
- 4 Tomaten
- 2 Stck. Zitronengras
- 400 ml Kokosmilch
- 8 EL Soja-Sauce
- 400 g Champignons
- 1 Stck. Ingwer
- 500 g Hähnchenbrustfilet

Zubereitung:

Bringen Sie in einem Topf Wasser zum Kochen und legen Sie die Tomaten für 30 Sekunden bis 1 Minute hinein. Danach können Sie die Tomaten schälen und diese in Viertel schneiden. Waschen Sie die Champignons und entfernen Sie die Stiele. Schneiden Sie die Kappen in feine Scheiben. Waschen Sie das Hühnerfleisch und schneiden Sie dieses in ca. 1 cm dünne Streifen. Schälen Sie anschließend den Ingwer und schneiden Sie diesen ebenfalls in dünne Scheiben. Waschen Sie das Zitronengras, schneiden Sie es in in grobe Stücke und geben Sie dieses zusammen mit dem Ingwer und der Kokosmilch in einen Topf. Lassen Sie das Zitronengras, den Ingwer und die Kokosmilch für ca. 5 Minuten köcheln. In der Zwischenzeit können Sie 1 Liter Hühnerbrühe mit Brühpulver vorbereiten. Holen Sie den Ingwer und das Zitronengras aus der Kokosmilch und geben Sie diese in die Hühnerbrühe. Geben Sie die Tomaten, die Champignons und das Hühnerfleisch ebenfalls in die Hühnerbrühe und lassen Sie alles bei leichter Hitze für ca. 5 Minuten kochen. Die Suppe kann danach auf Tellern portioniert werden und mit etwas Minze zum Servieren garniert werden.

Nährwerte pro Portion: 467 kcal, 57 g Fett, 12 g Kohlenhydrate, 38 g Eiweiß

GEGRILLTER THUNFISCH MI PESTO

Zutaten für 4 Portionen:

- Salz und Pfeffer
- 1 Zitrone
- 50 g Pinienkerne
- 1 Bündel Basilikum
  180 ml Olivenöl
- 4 Knoblauchzehen
  1 Scheibe Thunfisch
  (ca. 600 g)

Zubereitung:

Pressen Sie die Zitrone aus und fangen Sie den Saft auf. Geben Sie 4 EL Olivenöl, Salz, Pfeffer und den Zitronensaft in einen tiefen Teller. Verrühren Sie alles gut miteinander und geben Sie für 3 Stunden den Thunfisch in die Mischung. Wenden Sie den Thunfisch gelegentlich. Zerdrücken Sie die Pinienkerne, die Basilikumblätter und den Knoblauch und geben nach und nach unter Rühren das restliche Olivenöl dazu, damit eine cremige Sauce entsteht. Schmecken Sie die fertige Sauce mit Salz und Pfeffer ab. Stellen Sie Ihren Backofen für die Grillfunktion und heizen Sie diesen vor. Nun wird der Thunfisch aus der Marinade genommen und lassen Sie diesen kurz abtropfen. Anschließend grillen Sie den Thunfisch von beiden Seiten für ca. 10 Minuten an. Der Tunfisch sollte nicht zu trocken werden, sondern innen glasig bleiben. Danach kann der Thunfisch mit dem Pesto serviert werden.

Nährwerte pro Portion: 677 kcal, 56 g Fett. 5 g Kohlenhydrate, 37 g Eiweiß

QUINOA SALAT MIT EIERN, AVOCADO UND MANDELN

Zutaten für 2 Portionen:

- Meersalz und Pfeffer
- 100 g Quinoa,
- 2 EL Sprossen
- 3 Eier (am besten Größe M)
- 1 Limette
- 1 Avocado
- Eine Handvoll gehobelter Mandeln

Zubereitung:

Geben Sie in einen Topf Wasser und bringen Sie den Quinoa zum Kochen. Anschließend geben Sie den Quinoa hinzu und reduzieren die Hitze. Lassen Sie den Quinoa für 5 - 10 Minuten ziehen. Danach kann dieser abgeschüttet werden und abtropfen. Kochen Sie in der Zwischenzeit die Eier hart und schrecken Sie diese mit kaltem Wasser ab. Pellen Sie diese und schneiden Sie die Eier in Scheiben. Spülen Sie die Sprossen unter fließendem Wasser gründlich ab und lassen Sie diese ebenfalls abtropfen. Geben Sie den abgetropften Quinoa in eine Schüssel und schmecken Sie diesen mit dem Saft einer halben Limette, Salz und Pfeffer ab. Halbieren Sie die Avocado, entfernen Sie den Stein und schneiden Sie das Fruchtfleisch in Steifen. Beträufeln Sie die Avocado - Streifen mit dem Saft der zweiten Limettenhälfte. Geben Sie den Quinoa in zwei verschließbare Behälter und verteilen Sie gleichmäßig die Eier, die Avocado, die gehobelten Mandel und die Sprossen darauf. Schmecken Sie alles nochmals mit Salz und Pfeffer ab. Der Salat kann bis zum Verzehr für 2 Tage im Kühlschrank stehen.

Nährwerte pro Portion: 695 kcal, 49 g Fett, 36 g Kohlenhydrate, 20 g Eiweiß

GEBACKENE ZUCCHINI MIT LACHS

Zutaten für 1 Portion:

- Zitronensaft
- 1 Zucchini
- Salz und Pfeffer
- 3 EL Walnussöl
- 200 g Räucherlachs in Scheiben

Zubereitung:

Waschen Sie die Zucchini und schneiden Sie diese in dünne Scheiben. Braten Sie die Zucchinischeiben in einer Pfanne mit heißem Öl an und würzen Sie diese mit Salz und Pfeffer. Verteilen Sie die angebratenen Zucchinischeiben und den Räucherlachs auf einem Teller. Vor dem Servieren können Sie alles mit etwas Zitronensaft verfeinern.

Nährwerte pro Portion: 596 kcal, 46 g Fett, 3 g Kohlenhydrate, 42 g Eiweiß

PAPRIKA - TOMATENCREMESUPPE

Zutaten für 2 Portionen:

- Salz und Pfeffer
- 2 Schalotten
- 400 ml Gemüsebrühe
- Chilipulver
- Thymian
- Koriander und Cayennepfeffer
- 1 EL Olivenöl
- 1 EL Créme Fraiche
- 1 rote Paprika
- 1 EL Tomatenmark
- 4 Tomaten
- 1 gelbe Paprika

Zubereitung:

Der Backofen wird auf 200° C Umluft vorgeheizt. Vierteln
Sie die Paprika grob und ritzen die Tomaten unten kreuzweise ein. Geben Sie die Paprikaviertel und die Tomaten auf ein mit Backpapier belegtes Backblech und lassen Sie diese für 10 Minuten im Backofen backen. Setzen Sie in der Zeit eine Gemüsebrühe auf. Ziehen Sie die Schalotten ab und schneiden Sie diese in kleine Ringe. Die Paprika und die Tomaten können aus dem Backofen genommen werden. Ziehen Sie bei beiden die Haut ab und schneiden Sie das Fruchtfleisch in Stücke. Geben Sie das Öl in einen Topf und lassen Sie die Schalotten - Ringe darin anschwitzen. Danach geben Sie die Paprika und die Tomatenstücke hinzu und lassen alles für ca. 3 Minuten köcheln. Löschen Sie alles mit der Gemüsebrühe ab und geben Sie das Tomatenmark hinzu. Anschließend pürieren Sie alles mithilfe eines Pürierstabs. Alles würzen und bei niedriger Hitze für ca. 5 Minuten köcheln lassen. Waschen und schneiden Sie die gelbe Paprika in kleine Stücke und vermischen Sie diese mit der Créme Fraiche. Geben Sie dies in die Suppe und lassen Sie alles nochmals für 10 Minuten köcheln. Vor dem Servieren können Sie die Suppe mit Thymianblättern garnieren.

Nährwerte pro Portion: 192 kcal, 10 g Fett, 16 g Kohlenhydrate, 4 g Eiweiß

ORANGEN - PORTWEIN ENTENBRUST MIT WINTERLICHEM SALAT

Zutaten für 2 Portionen:

- 2 Entenbrüste mit Haut
- (je ca. 200 g)
- 25 g Orangenmarmelade
- 100 ml Portwein
- 100 g Feldsalat
- 150 ml Orangensaft
- 1 Orange
- 2 EL Portweinessig
- 100 g Rote Bete
- ½ TL flüssiger Honig
- 2 EL und 25 ml Olivenöl
- 25 g Haselnusskerne
- ½ Granatapfel

Zubereitung:

Tupfen Sie die Entenbrüste trocken und ritzen Sie diese mit einem scharfen Messer ein. Mischen Sie den Orangensaft mit dem Portwein und legen Sie die Entenbrüste für ca. 1 Stunde darin ein. Stellen Sie diese dafür in den Kühlschrank. Heizen Sie den Backofen auf 150° C Ober- und Unterhitze oder 120°C Umluft vor und legen Sie ein Backblech mit Backpapier aus. Nehmen Sie die Entenbrüste aus der Marinade und tupfen Sie diese anschließend trocken. Erhitzen Sie in einer beschichteten Pfanne 2 EL Olivenö und braten Sie die Entenbrüste als erstes mit der Hautseite, dann mit der Fleischseite für je 3 Minuten scharf an. Nehmen Sie diese danach aus der Pfanne und würzen Sie diese mit Salz und Pfeffer. Legen Sie die Entenbrüste auf das Backblech und lassen Sie diese für weitere 15 Minuten im Backofen fertig garen. Nach Ablauf der Zeit nehmen Sie die Entenbrüste aus dem Backofen und lassen diese abkühlen. In der Zwischenzeit lassen Sie die Marinade in einem Topf aufkochen und rühren die Orangenmarmelade unter. Das lassen Sie für 5 Minuten köcheln und schmecken dies anschließend mit Salz und Pfeffer ab. Lassen Sie die Masse abkühlen und schälen Sie in der Zeit die rote Bete die Sie danach grob raspeln. Halbieren Sie den Granatapfel und klopfen Sie aus einer Hälfte die Kerne mithilfe eines Esslöffels heraus. Danach schälen Sie die Orange und lösen die Filets aus den Trennhäutchen heraus. Drücken Sie anschließend den Saft aus den Orangenhäutchen und vermischen Sie diesen mit Portweinessig, Honig, Salz und Pfeffer. Danach schlagen Sie die 25 ml Olivenöl unter. Hacken Sie die Nüsse grob und rösten Sie diese in einer Pfanne an. Schneiden Sie nun die Entenbrüste in dünne Scheiben und mischen Sie den Feldsalat mit der roten Bete, den Orangenfilets, den gerösteten Nüssen, den Granatapfelkernen und dem Dressing. Teilen Sie dies in zwei Hälften und geben Sie es in einen gut verschließbaren Behälter und legen Sie die Entenbrustscheiben gleichmäßig darauf. Geben Sie auch die abgekühlte Sauce in einen gut verschließbaren Behälter und träufeln Sie diese vor dem Verzehr über die Entenbrust.

Nährwerte pro Portion: 1111 kcal, 85 g Fett, 34 g Kohlenhydrate, 42 g Eiweiß

GEMISCHTER SALAT MIT THUNFISCH, EIER UND PUTENSTREIFEN

Zutaten für 3-4 Portionen:

- Italienische Kräuter
- 1 rote Paprika
- Salz und Pfeffer
- 70 g Feldsalat
- Paprikapulver
- 8 Cherrytomaten
- 3 EL griechischer Joghurt
- 2 Mozzarella
- 2 EL Milch
- ½ Salatgurke
- 2 Eier
- 1 Dose Thunfisch
- 2 EL Olivenöl
- 500 g Putenbrust
- (pro Portion)
- Handvoll Salatkörner

Zubereitung:

Zuerst kochen Sie die Eier hart. Danach erhitzen Sie das Olivenöl in einer Pfanne und schneiden die Putenbrust in mundgerechte Streifen. Diese Streifen würzen Sie mit Paprikapulver, Salz und Pfeffer und braten diese bei gelegentlichem Wenden für 5 - 10 Minuten an. Schneiden Sie in der Zwischenzeit die Paprika und den Mozzarella in Würfel und die Tomaten halbieren Sie. Die Salatgurke wird gewaschen und grob gerieben. Anschließend geben Sie alles zusammen mit dem Feldsalat in eine große Schüssel. In einer trockenen Pfanne werden die Salatkörner geröstet. Diese lassen Sie erkalten und geben eine kleine Menge davon in eine kleine Box. Der Thunfisch wird abgegossen und danach über den Salat verteilt. Dieser wird anschließend gut verrührt.

Für das Dressing:

Der Joghurt wird mit der Milch vermischt und die Italienischen Kräuter sowie Salz und Pfeffer werden je nach Geschmack hinzugegeben. Das Dressing wird nun in einen Behälter gegeben. Die Putenstreifen geben Sie ebenfalls in einen weiteren Behälter. Der Salat wird vor dem Verzehr auf Tellern angerichtet. Die gepellten und geviertelten Eier legen Sie kreisförmig um den Salat herum und geben die Putenstreifen auf den Salat. Das Dressing wird über dem Salat verteilt und dieser wird mit den Salatkörnern bestreut. Kühlen Sie alles gut, bevor es serviert wird.

Nährwerte pro Portion: 576 kcal, 30 g Fett, 7 g Kohlenhydrate, 62 g Eiweiß

BASILIKUM - PESTO MIT PISTAZIEN UND MANDELN

Zutaten für 2 Portionen:

- Salz und Pfeffer
- 100 g Pistazien
- 3 Bund frischer Basilikum
- 7 EL Olivenöl
- 2 Knoblauchzehen
- ½ rote Chilischote
- 100 g blanchierte Mandeln
- 1 EL Arganöl

Zubereitung:

Waschen Sie den Basilikum und die Chilischote. Waschen und trocknen Sie den Basilikum und schneiden Sie die Chilischote auf um diese zu entkernen. Schälen Sie den Knoblauch und schneiden Sie diesen grob klein. Geben Sie alle Zutaten in einen Mixer oder pürieren Sie alles mit einem Pürierstab bis eine sämige Paste entsteht.

Nährwerte pro Portion: 1168 kcal, 106 g Fett, 20 g Kohlenhydrate, 26 g Eiweiß

GEBRATENE GURKE MIT HÄHNCHEN

Zutaten für 2 Portionen:

- Zitronensaft
- 1 Hähnchenbrustfilet
- Paprikapulver
- 130 g Quark
- Salz
- Pfeffer
- 1/2 Avocado
- 75 g Kochschinken
- 1 Knoblauchzehe
- 1 Gurke
- 1 TL Olivenöl

Zubereitung:

Schneiden Sie das Hähnchenbrustfilet in kleine Stücke oder in dünne Streifen und würzen Sie dieses mit dem Paprikapulver, Salz und Pfeffer. Waschen Sie die Gurke und schneiden Sie diese in ca. 3 cm dicke Stücke. Braten Sie die Hähnchenbruststücke in einer Pfanne mit etwas Öl an. Nach 1 Minuten geben Sie den Schinken hinzu und braten diesen ebenfalls an. Teilen Sie eine Avocado in zwei Hälften und entfernen Sie den Stein. Entnehmen Sie aus einer Hälfte das Fruchtfleisch aus der Avocado. Schälen und pressen Sie anschließend den Knoblauch. Zerdrücken Sie das Fruchtfleisch der Avocado und vermischen Sie dieses mit etwas Zitronensaft und dem Knoblauch. Geben Sie anschließend den Quark hinzu und rühren Sie diesen unter. Nehmen Sie die angebratenen Schinkenstücke aus der Pfanne und mischen Sie diese ebenfalls unter die Avocadocreme. Nehmen Sie danach das Hähnchenfleisch aus der Pfanne aber schütten Sie das Öl in der Pfanne nicht weg. Braten Sie die Gurkenstücke in der Pfanne von beiden Seiten für je 2 Minuten an. Legen Sie diese zum Servieren auf einen Teller und setzen Sie das Fleisch darauf. Geben Sie anschließend mit einem Löffel die Avocadocreme darüber.

Nährwerte pro Portion: 434 kcal, 25 g Fett, 8 g Kohlenhydrate, 41 g Eiweiß

GRIECHISCHER SALAT MIT THUNFISCHCREME

Zutaten:

- Essig,
- 3 Tomaten
- Salz und Pfeffer
- 1 rote Paprika, 100 g Oliven
- 1 Gurke, 1 Schalotte
- 300 g Feta

Zutaten für die Creme:

- Schnittlauch
- 125 g Thunfisch aus der Dose
- 3 EL Frischkäse
- 1 TL geschrotete Leinsamen
- 3 EL Mayonnaise
- 1/2 TL Tomatenmark
- 1/2 Zwiebel

Zubereitung:

Für den Salat:

Waschen Sie das Gemüse und schneiden Sie dieses in Stücke. Würfeln Sie den Feta und schneiden Sie die Schalotte in schmale Ringe. Geben Sie alles in eine Schüssel. Verrühren Sie den Essig mit Salz und Pfeffer und geben Sie dieses über den Salat.

Für die Creme:

Pürieren Sie alles Zutaten für die Creme und schmecken Sie diese mit Salz, Pfeffer und Schnittlauch ab.

Nährwerte pro Portion: 1419 kcal, 110 g Fett, 36 g Kohlenhydrate, 62 g Eiweiß

FRISCHER GEMÜSEEINTOPF

Zutaten für 5 Portionen:

- 1 Liter Gemüsebrühe
- 1 Zwiebel
- 50 g Chilipaste
- 1 Glas Möhren (ca. 220 g)
- 325 g Suppengemüse tiefgekühlt
- 1/2 Glas Rosenkohl (ca. 200 g)
- 1 Stange Lauch
- 5 Wiener – Würstchen
- italienische Kräuter
- 2 TL Öl
- Salz
- 400 g Tomaten

Zubereitung:

Die Zwiebel wird geschält und in kleine Stücke geschnitten. Anschließend braten Sie diese in einer Pfanne mit Öl an. Danach geben Sie den Rosenkohl und die Möhren hinzu und braten alles nochmals gut an. Geben Sie das tiefgefrorene Suppengemüse hinzu und lassen Sie dieses bei mittlerer Hitze auftauen. Wenn das Wasser verdampft ist, schneiden Sie den Lauch in kleine Ringe, geben diesen mit in die Pfanne und braten Sie diesen kurz an. Die Wiener - Würstchen werden in kleine Würfel geschnitten und mit in die Pfanne gegeben. Schneiden Sie anschließend die Tomaten in kleine Stücke und löschen Sie damit die Zutaten in der Pfanne ab. Lassen Sie alles kurz kochen und schmecken Sie die Suppe mit Salz, der Chilipaste und den italienischen Kräutern ab.

Nährwerte pro Portion: 334 kcal, 21 g Fett, 13 g Kohlenhydrate, 17 g Eiweiß

KÜRBIS - KOKOS - SUPPE

Zutaten für 4 Portionen:

- Pfeffer
- 1 Stange Zitronengras
- 1 EL Zucker
- 1 Dose Kokosmilch
- 1 TL Currypulver
- 2 Chilis
- 1/2 TL Salz
- 1 Zwiebel
- 60 g frischer Ingwer
- 1 Hakkaido Kürbis
- 20 ml Brühe

Zubereitung:

Zuerst waschen Sie den Kürbis und halbieren diesen. Entfernen Sie anschließend das Innenleben und die Kerne. Schneiden Sie den Kürbis anschließend in Würfel, ca. 2 cm groß. Den Ingwer reiben Sie fein und dünsten diesen mit dem kleingeschnittenen Zitronengras und der geschnittenen Zwiebel an. Danach geben Sie die Kürbiswürfel hinzu. Löschen Sie alles mit 200 ml Brühe ab und würzen Sie es mit dem Curry, dem Salz, dem Chili, Pfeffer und dem Zucker. Kochen Sie alles so lange, bis eine cremige Konsistenz entsteht. Danach pürieren Sie alles mit einem Pürierstab. Danach geben Sie die Kokosmilch hinzu und lassen alles nochmals einkochen.

Nährwerte pro Portion: 357 kcal, 25 g Fett, 25 g Kohlenhydrate, 5 g Eiweiß

LOW CARB RATATOUILLE

Zutaten für 4 Portionen:

- Salz, Pfeffer
- 2 Zwiebeln
- 125 ml Gemüsebrühe
- 4 Zucchini
- 1 Handvoll Basilikum
- Koriander
- 1 Aubergine
- 3 EL Olivenöl
- 1 gelbe Paprika
- 2 rote Paprika
- 4 Fleischtomaten
- 3 Knoblauchzehen

Zubereitung:

Die Aubergine in dicke Scheiben schneiden. Würzen Sie die Auberginenscheiben von beiden Seiten mit Salz. Für 30 Minuten in Wasser legen und ziehen lassen. In der Zeit waschen Sie die Zucchini, entfernen den Anfang und das Ende und schneiden diese in dicke Scheiben. Die Zwiebeln werden geschält und klein gehackt. Danach waschen Sie die Tomaten und die Paprika. Diese werden halbiert, entkernt und in breite Streifen geschnitten. Tupfen Sie nun die Auberginenscheiben trocken und braten Sie diese mit ca. 2 EL Öl in einer Pfanne von beiden Seiten kurz an. Stellen Sie die angebratenen Auberginen auf einem Teller zur Seite. Nun geben Sie die Paprika und die Tomaten mit dem restlichen Öl in die Pfanne und braten Sie diese mit der Restwärme an. Danach nehmen Sie die Pfanne vom Herd. Nun braten Sie die Knoblauchzehen in einem Topf an und geben anschließend das Gemüse und die Gemüsebrühe dazu. Dünsten Sie alles in dem Topf für ca. 30 Minuten. Danach geben Sie die Tomaten dazu und lassen alles nochmals für 15 Minuten köcheln. Schmecken Sie das Ratatouille mit dem Koriander, Salz und Pfeffer ab. Vor dem Servieren streuen Sie etwas Basilikum darüber.

Nährwerte pro Portion: 243 kcal, 12 g Fett, 21 g Kohlenhydrate, 8 g Eiweiß

CEASAR SALAD (DER KLASSIKER)

Zutaten für 4 Portionen:

- Salz und Pfeffer
- 150 g Hähnchenbrustfilet
- 2 EL Zitronensaft
- Je 10 - 20 g Kürbis- und Sesamkerne
- 1 Eigelb
- 100 g Speckwürfel
- 1 Romana – Salatkopf
- 100 ml Olivenöl
- 2 Knoblauchzehen
- 1 TL Dijonsenf
- 3 zerdrückte Sardellenfilets
- 1 EL Worcestersauce
- 50 g geriebenen Parmesan

Zubereitung:

Waschen Sie den Salatkopf und schneiden Sie diesen und die Hähnchenbrustfilets in mundgerechte Stücke. Braten Sie die Speckwürfel mit den geschnittenen Hähnchenbrustfilets in einer Pfanne knusprig an. Danach stellen Sie die Pfanne zur Seite. Geben Sie den Senf, die Worcestersauce, die Sardellenfilets, den Knoblauch, den Zitronensaft und das Eigelb in einen Mixer und pürieren Sie alles gut. Nun geben Sie langsam das Olivenöl dazu und pürieren alles nochmals, bis eine cremige Sauce entsteht. Die Sauce schmecken Sie nun mit Salz und Pfeffer ab. Geben Sie zum Schluss den Salat auf einen Teller und legen Sie die Hähnchenbrustfilets und die Speckwürfel darüber. Anschließend geben Sie darüber den geriebenen Parmesan und beträufeln alles mit der Salatsauce. Zum Servieren können Sie den fertigen Salat mit den Kürbis- und Sesamkernen garnieren.

Nährwerte pro Portion: 464 kcal, 40 g Fett, 3 g Kohlenhydrate, 22 g Eiweiß

PAPRIKASUPPE

Zutaten für 1 Portion:

- Salz und Pfeffer
- 100 g rote Paprika
- Petersilie
- 1 Zwiebel
- Öl
- 200 ml Tomatensaft
- Oregano
- 50 ml süße Sahne
- 1 Knoblauchzehe
- 30 g Kabanossi
- 50 ml Gemüsebrühe

Zubereitung:

Stellen Sie Ihren Backofen auf die Grillfunktion. Waschen
Sie die Paprika, vierteln Sie diese und entfernen Sie die Kerne. Legen Sie die Paprikaviertel anschließend mit der Haut nach Oben auf ein Backblech und geben Sie diese in den Backofen. Grillen Sie die Paprika für ca. 10 Minuten, damit sich die Haut gut abziehen lässt. Geben Sie nun die geschälten Paprikastücke mit der Gemüsebrühe in ein Gefäß und pürieren Sie beide Zutaten. Schälen Sie die Zwiebel und die Knoblauchzehe und schneiden Sie beides in kleine Stücke. Geben Sie die geschnittene Zwiebel und Knoblauchzehe mit etwas Öl in einen Topf. Anschließend schütten Sie die pürierte Paprika und den Tomatensaft sowie die süße Sahne dazu und lassen alles kurz aufkochen. Schmecken Sie die Suppe mit den Gewürzen ab. Danach schneiden Sie die Kabanossi in halbe Scheiben und braten diese scharf an. Zum Servieren wird die Suppe mit den Kabanossi - Scheiben garniert.

Nährwerte pro Portion: 443 kcal, 27 g Fett, 30 g Kohlenhydrate, 17 g Eiweiß

HUMMUS

Zutaten für 4 Portionen:

- Salz
- 350 g Kichererbsen aus der Dose
- Frisch gemahlener Pfeffer
- 4 EL Tahin
- 1 - 4 EL Olivenöl
- 1 Zitrone
- Gemahlener Kreuzkümmel
- 2 Knoblauchzehen

Zubereitung:

Schälen Sie den Knoblauch und halbieren Sie die Zitrone und pressen sie beides aus. Geben Sie den ausgepressten Knoblauch und den Zitronensaft zusammen mit den Kichererbsen in einen Mixer. Pürieren Sie alles bis eine cremige Konsistenz erreicht wurde und geben Sie dabei immer wieder etwas Olivenöl dazu. Danach geben Sie die Masse in eine Schüssel und vermischen diese mit dem Tahin. Zum Schluss würzen Sie alles stark mit dem Kreuzkümmel und schmecken es mit Salz und Pfeffer ab.

Nährwerte pro Portion: 282 kcal, 21 g Fett, 14 g Kohlenhydrate, 7 g Eiweiß

GEMÜSE - CURRY

Zutaten für 2 Portionen:

- Salz
- 1 Zwiebel
- 1/4 TL Zimt
- 1/2 Kopf Blumenkohl
- 1 kleine Dose Tomaten (alternativ Tomatenpüree)
- 1/2 TL Chilipulver
- 1 Chilischote
- 1/2 TL Kurkuma
- 2 Möhren
- 1/2 TL Knoblauchpulver
- 1 EL Öl
- 1/2 TL Ingwer
- 1 TL Garam Masala

Zubereitung:

Geben Sie in einen Topf Wasser mit etwas Salz und lassen Sie dieses kochen. Den Blumenkohl in kleine Röschen schneiden, schälen die Möhren und schneiden diese in ca. 1 cm dicke Scheiben. Die Zwiebeln würfeln. Entkernen Sie die Chilischote und schneiden Sie diese in dünne Scheiben. Geben Sie die Blumenkohl - Röschen und die Möhren - Scheiben in den Topf und blanchieren Sie diese für 5 Minuten. Schütten Sie diese danach ab. Verquirlen Sie die Gewürze, ohne dem Salz, mit 1 EL Wasser in einer Schüssel, damit eine Paste entsteht. Pürieren Sie die Tomaten mit einem Stabmixer. Anschließend braten Sie in einer Pfanne die Zwiebeln glasig und geben für 5 Minuten die Gewürzpaste hinzu. Danach geben Sie die pürierten Tomaten und das Gemüse in die Pfanne und verrühren alles gut miteinander. Lassen Sie alle Zutaten für 10 Minuten in der Pfanne köcheln. Nun geben Sie die Chilischoten hinzu und schmecken alles mit dem Salz ab. Lassen Sie danach alles so lange köcheln, bis das Gemüse gar ist. Geben Sie bei Bedarf immer wieder etwas Wasser hinzu, damit das Gemüse - Curry nicht zu trocken wird.

Nährwerte pro Portion: 238 kcal, 8 g Fett, 28 g Kohlenhydrate, 10 g Eiweiß

AVOCADO - SALAT

Zutaten für 2 Portionen:

- Salz und Pfeffer
- 1/2 Avocado
- Öl
- 125 g Garnelen
- Dill
- 1 EL Zitronensaft
- 250 g Gurke
- 1 TL Senf
- 2 EL Joghurt

Zubereitung:

Vermischen Sie in einer großen Schüssel den Zitronensaft mit dem Senf und dem Joghurt. Hacken Sie den Dill und geben Sie diesen dazu. Schälen Sie die Gurke, raspeln Sie diese fein und geben Sie diese ebenfalls in die Schüssel. Halbieren Sie anschließend die Avocado, entkernen Sie diese und trennen Sie das Fruchtfleisch heraus. Schneiden Sie das Fruchtfleisch in kleine Stücke und geben Sie diese ebenfalls in die Schüssel. Zum Schluss braten Sie die Garnelen in einer Pfanne mit etwas Öl an und verteilen diese über den Avocado - Salat.

Nährwerte pro Portion: 223 kcal, 15 g Fett, 5 g Kohlenhydrate, 15 g Eiweiß

GEBACKENER KÜRBIS MIT HÜHNCHEN UND SAHNE

Zutaten für 4 Portionen:

- Muskat
- 500 g Butternut Kürbis, Meersalz (Fleur de sel)
- Pfeffer
- 250 ml Gemüsefond
- 1 Bund Thymian
- 300 ml Sahne
- 1 TL Kurkuma
- 100 g Parmesan
- 750 g Hühnerbrustfilet
- 1 EL Kokosöl
- 2 Schalotten
- 1 EL Butter
- 1 Knoblauchzehe

Zubereitung:

Schneiden Sie die Kürbis, am besten mit einem Sägemesser, durch und entfernen Sie die Kerne sowie die Schale. Schneiden Sie das Kürbisfleisch in ca. 1 x 1 cm große Würfel. Schneiden Sie danach die Hühnerbrustfilets in Stücke. Danach schälen Sie die Schalotten und die Knoblauchzehe und hacken diese klein. Der Thymian wird gründlich abgespült und danach lassen Sie diesen abtropfen. Braten Sie den Knoblauch und die Schalotten in einer Pfanne mit der Butter und dem Kokosöl an. Geben Sie danach die geschnittenen Hühnerbrustfilets dazu und braten Sie diese ebenfalls an. Wenn das Hühnerfleisch angebraten ist, geben Sie die Kürbiswürfel hinzu. Wenn alles gut angebraten ist, löschen Sie den Inhalt der Pfanne mit dem Gemüsefond ab. Danach rühren Sie die Sahne unter. Schmecken Sie alles mit Salz, Pfeffer, Kurkuma und Muskat ab. Danach geben Sie alles in eine Auflaufform und streuen den Parmesan darüber. Den abgetropften Thymian legen Sie darüber und geben alles für 10 - 15 Minuten bei 175 °C in den vorgeheizten Backofen.

Nährwerte pro Portion: 580 kcal, 35 g Fett, 11 g Kohlenhydrate, 54 g Eiweiß

ERDNUSSEINTOPF

Zutaten für 4 Portionen:

- Salz und Pfeffer
- 2 TL Pflanzenöl
- 1 TL Kreuzkümmel
- 200 g Tomaten (alternativ Dosentomaten)
- 4 Knoblauchzehen
- 450 g Grünkohl (alternativ Wirsing)
- 1,4 Liter Gemüsebrühe
- 4 cm langer Ingwer
- 240 g Erdnussmus
- 1 rote Zwiebel

Zubereitung:

Zuerst putzen Sie den Kohl, schneiden und hacken diesen anschließend klein. Waschen Sie die Tomaten und würfeln Sie diese. Schälen Sie den Ingwer, die Zwiebel und die Knoblauchzehen und hacken Sie diese fein. Dünsten Sie die Zwiebeln, den Ingwer und den Knoblauch in einem Topf mit dem Öl an, bis diese goldgelb sind. Geben Sie den Kreuzkümmel hinzu und löschen Sie alles mit der Brühe ab. Rühren Sie anschließend das Erdnussmus unter, bis sich dieses aufgelöst hat. Danach geben Sie die Tomaten und den Kohl hinzu und reduzieren die Hitze. Lassen Sie den Eintopf 45 Minuten köcheln und rühren Sie diesen alle 10 Minuten ab. Danach wird der fertige Eintopf mit Salz und Pfeffer abgeschmeckt.

Nährwerte pro Portion: 478 kcal, 33 g Fett, 19 g Kohlenhydrate, 22 g Eiweiß

HUHN MIT BLUMENKOHL AUS DEM OFEN

Zutaten für 4 Portionen:

- Zucker
- 3 EL Öl
- Salz und Pfeffer
- 4 Hühnerkeulen
- 1 Blumenkohl
- 1 TL mittelscharfes Currypulver
- 6 Tomaten

Zubereitung:

Zuerst wird der Backofen auf 200 °C Ober- und Unterhitze oder 180°C Umluft vorgeheizt. Danach fetten Sie ein Backblech gut mit Öl ein und streuen etwas Salz darüber. Anschließend putzen Sie den Blumenkohl und schneiden diesen in ca. 1 cm dicke Scheiben. Legen Sie die Blumenkohlscheiben auf das Backblech. Danach halbieren Sie die Tomaten und legen diese mit der Haut nach oben ebenfalls auf das Backblech. Die Hühnerkeulen werden mit dem Currypulver und Salz gewürzt und ebenfalls auf dem Backblech verteilt. Beträufeln Sie alles mit etwas Öl und geben Sie geben Sie das Backblech für 45 Minuten auf mittlerer Schiene in den vorgeheizten Backofen. Nach Ablauf der Zeit nehmen Sie das Backblech aus dem Ofen und ziehen von den Tomaten die Haut ab. Würzen Sie das Fruchtfleisch der Tomaten mit Salz, einer kleinen Prise Zucker und Pfeffer. Danach zerdrücken Sie das Tomaten - Fruchtfleisch mit einer Gabel. Servieren Sie die zerdrückten Tomaten mit dem Blumenkohl und den Hühnerkeulen.

Nährwerte pro Portion: 822 kcal, 22 g Fett, 6 g Kohlenhydrate, 146 g Eiweiß

GEBACKENE ZUCCHINI

Zutaten für 1 Portion:

- Salz und Pfeffer
- 2 EL Olivenöl
- Thymian
- 1 Knoblauchzehe
- Majoran
- 1 - 2 Zucchini

Zubereitung:

Schneiden Sie die halbierte Zucchini in feine Stifte. Legen Sie diese mit dem Fruchtfleisch nach oben um ein Backblech oder in eine Auflaufform. Pressen Sie eine Knoblauchzehe aus und fangen Sie den Saft auf. Mischen Sie diesen mi 2 EL Olivenöl in einer kleinen Schale. Mit diesem Knoblauchöl bestreichen Sie nun die Zucchini und backen diese anschließend für 5 - 8 Minuten bei 220 °C. Sie können die Zucchini aus dem Ofen nehmen, wenn diese anfängt braun zu werden. Würzen Sie diese mit Majoran, Thymian, Salz und Pfeffer.

Nährwerte pro Portion: 313 kcal, 29 g Fett, 8 g Kohlenhydrate, 5 g Eiweiß

CREMIGE SPARGELSUPPE

Zutaten für 4 Portionen:

- Salz und Pfeffer
- 1 Eigelb
- 500 g frischer Spargel
- Etwas Zucker
- 80 g Butter
- 2 EL Kichererbsenmehl
- 125 ml Sahne
- 1 EL Hühnerbrühe
- Frische Petersilie
- 700 ml Wasser

Zubereitung:

Geben Sie in einen Topf Wasser. Schälen Sie den Spargel und stückeln Sie diesen. Geben Sie in das Wasser Salz und Zucker und lassen Sie den Spargel darin ca. 15 Minuten kochen, bis dieser gar ist. Machen Sie dafür eine Stechprobe mit einem Messer oder einer Gabel. Der Spargel sollte noch etwas Widerstand geben aber dennoch weich sein. Schütten Sie den Spargel danach ab, geben Sie das Spargelwasser in einen zusätzlichen Topf und geben Sie in den noch warmen Topf 40 g Butter, um diese darin zu schmelzen. Danach geben Sie das Kichererbsenmehl hinzu und lassen diese anschwitzen. Geben Sie unter ständigem Rühren das abgeschüttete Spargelwasser und die Hühnerbrühe hinzu. Danach lassen Sie alles aufkochen und reduzieren die Hitze. Nehmen Sie eine Schüssel und verquirlen Sie das Eigelb mit der Sahne. Geben Sie dieses anschließend in die Suppe und schmecken Sie diese mit Salz und Pfeffer ab. Danach geben Sie die Spargelstücke dazu. Zum Servieren können Sie die Spargelcremesuppe mit fein gehackter Petersilie garnieren.

Nährwerte pro Portion: 293 kcal, 27 g Fett, 7 g Kohlenhydrate, 5 g Eiweiß

QUINOA MIT AVOCADO

Zutaten für 4 Portionen:

- 2 Avocados
- 6 mittelgroße Eier
- 20 Mandeln
- 200 g Quinoa
- 4 EL Sprossen
- Pfeffer, Meersalz
- Sesam
- Saft einer Limette

Zubereitung:

Stellen Sie einen Topf mit Wasser auf und kochen die Eier für 10 Minuten. Jetzt kalt abschrecken, schälen und in Scheiben schneiden. Den Quinoa nach Packungsanweisung kochen, in einem Sieb gut abtropfen lassen und mit der Hälfte des Limettensafts vermengen, danach mit Salz und Pfeffer abschmecken und in kleine Schälchen anrichten. Die Kerne von den Avocados entfernen, das Fruchtfleisch in Streifen schneiden und mit dem Limettensaft beträufeln, das verhindert, dass sie braun werden. Die Sprossen gut abwaschen und trocknen lassen. Den Quinoa mit den Eiern, den Mandeln, den Sprossen und der Avocado anrichten und mit Sesam bestreuen. Nach Belieben nochmal mit Salz und Pfeffer abschmecken.

Nährwerte pro Portion: 563 kcal, 37 g Fett , 34 g Kohlenhydrate, 16 g Eiweiß

SEELACHS GEBETTET AUF FRÜHLINGSZWIEBELN

Zutaten für 4 Portionen:

- 2 Bund Frühlingszwiebeln
- 750 g Seelachsfilets
- 200 ml Gemüsebrühe
- 2 Knoblauchzehe
- 2 Bio-Limetten
- Salz, weißer Pfeffer
- 50 g Butter

Zubereitung:

Tupfen Sie das Seelachsfilet trocken und schneiden es jeweils in zwei Stücke, würzen Sie die Filets rundum mit weißem Pfeffer und Salz. Waschen Sie die Frühlingszwiebeln und schneiden sie schräg in 2 cm große Stücke. Die Knoblauchzehen durch eine Knoblauchpresse pressen oder fein hacken. In einer Pfanne die Butter erhitzen und den Knoblauch und die Zwiebeln bei mittlerer Hitze andünsten. Legen Sie das Seelachsfilet auf die Frühlingszwiebeln, füllen das Ganze mit der Gemüsebrühe auf und lassen es zugedeckt für 10 Minuten schmoren. Die Bio Limetten waschen, abtrocknen und die Schale abreiben, etwa 2 TL voll. Die Limetten auspressen. Die geriebene Schale auf dem Lachs verteilen und die Frühlingszwiebeln mit dem Saft (1 TL) abschmecken. Guten Appetit!

Nährwerte pro Portion: 349 kcal, 22 g Fett, 10 g Kohlenhydrate, 28 g Eiweiß

JOGHURTSUPPE MIT GEMÜSE

Zutaten für 4 Portionen:

- 400 ml Gemüsebrühe
- 500 g Joghurt (3,5 % Fett)
- 1 Paprika, gelb
- 2 Eier
- 1 Paprika, rot
- 2 EL Olivenöl
- 1 Zucchini
- 2 Knoblauchzehen
- Salz
- Pfeffer

Zubereitung:

Die Zucchini waschen und in kleine Würfel schneiden, den Knoblauch klein hacken und die Paprika in dünne Streifen schneiden. In einer Pfanne das Olivenöl erhitzen und die Zucchini, den Knoblauch und die Paprikastreifen andünsten. In einem Topf den Joghurt, die Eier und die Gemüsebrühe unter ständigem Rühren fast zum Kochen bringen, vom Herd nehmen und mit einem Stabmixer pürieren, mit Salz und Pfeffer abschmecken. Das gedünstete Gemüse in die Suppe geben und sofort servieren.

Nährwerte pro Portion: 230 kcal, 14 g Fett, 13 g Kohlenhydrate, 10 g Eiwei

RINDFLEISCHSTREIFEN ASIATISCH

Zutaten für 4 Portionen:

- 4 Rindersteaks
- 200 g Baby Spinat o. Brokkoli
- 1 rote Zwiebel
- 2 rote Chilischoten
- 2 Möhren
- 4 TL Kresse
- 2 EL Sesam
- 100 g Sprossen
- 2 EL Teriyaki Sauce
- Salz, Weißer Pfeffer
- 2 EL Kokosöl
- 2 EL Sojasauce

Zubereitung:

Die Chilischoten entkernen und in kleine Stücke schneiden, die Möhren schälen und in kleine Stifte hobeln, die Zwiebeln schälen und in dünne Ringe schneiden. Den Spinat waschen und trocken tupfen, dasselbe mit dem Rindfleisch machen. In einer Pfanne das Kokosöl erhitzen und die Steaks für 2 Minuten scharf anbraten. Geben sie die Teriyaki- und Sojasoße mit den Chilischoten zu dem Fleisch und braten es für weitere 2 Minuten. Nehmen sie die Steaks aus der Pfanne und bestreuen diese mit dem Sesam, lassen sie die Steaks zugedeckt ruhen. Richten sie die Teller mit dem Spinat, dem gedünsteten Gemüse an, schneiden sie die Steaks in Scheiben und legen es auf das Gemüse. Mit Kresse bestreuen und sofort genießen!

Nährwerte pro Portion: 430 kcal, 16 g Fett, 7 g Kohlenhydrate, 62 g Eiweiß

SCHINKEN EI WRAP

Zutaten für 1 Portion:

- 2 große Scheiben Kochschinken
- 4 Spinatblätter
- 2 Eier
- 1 Frühlingszwiebel
- 4 schwarze Oliven
- 1 Tomate
- 1 Paprika
- Pfeffer
- Salz

Zubereitung:

Das Gemüse waschen, in kleine Stücke schneiden und in einer Pfanne kurz anbraten. Mit Salz und Pfeffer abschmecken. In einer Schüssel die Eier verquirlen und über das Gemüse geben. Solange braten bis die Eimasse stockt und herausnehmen. Geben sie die Eimasse auf den Schinken und rollen es zu einem Wrap ein.

Nährwerte pro Portion: 276 kcal, 13 g Fett, 16 g Kohlenhydrate, 20 g Eiweiß

CHILI SIN CARNE

Zutaten für 4 Portionen:

- 500 g passierte Tomaten
- 100 g Sojageschnetzeltes
- 150 ml Gemüsebrühe
- 50 ml Wasser
- 1 Möhre
- 2 Paprika, rot
- 1 Peperoni, grün
- 1 Peperoni, rot
- 1 Knoblauchzehe
- 1 Zwiebel
- 3 EL Tomatenmark
- 1 TL Paprikapulverrosen, scharf
- 1 EL Sojasauce
- Olivenöl
- Salz und Pfeffer

Zubereitung:

Geben Sie die Gemüsebrühe und die Sojasoße in einen Topf, lassen sie diese kurz aufkochen und stellen den Topf beiseite, fügen sie das Sojagranulat hinzu und lassen es 20 Minuten quellen. Hacken sie den Knoblauch, die Zwiebel und die Peperoni klein. Möhre und Paprika waschen und würfeln.Das Sojagranulat in einem Sieb abgießen und auspressen. In einer Pfanne das Olivenöl erhitzen und das Granulat hinzufügen und etwa 5 Minuten anbraten. Das Gemüse hinzufügen und nochmals für 5 Minuten weiterbraten. Das Wasser mit den passierten Tomaten und dem Tomatenmark einrühren und aufkochen, mit dem Paprikapulver, Salz und Pfeffer abschmecken. Auf tiefen Tellern anrichten und bei Belieben mit einem Löffel Creme Fraiche verfeinern.

Nährwerte pro Portion: 212 kcal, 1 g Fett, 20 g Kohlenhydrate, 27 g Eiweiß

GEBRATENER CAMEMBERT

Zutaten für 2 Portionen:

- 2 Camemberts
- 2 EL Paniermehl
- 1 Ei
- 1 EL Butter
- 2 EL Rapsöl

Zubereitung:

Das Ei verquirlen und in einen tiefen Teller geben. Auch das Öl und das Paniermehl jeweils in tiefe Teller füllen. Die Camemberts erst in Öl, dann im Ei und zuletzt im Paniermehl wenden. Die Butter in einer Pfanne erhitzen und die Camemberts auf niedriger Hitze 10 Minuten von jeder Seite goldbraun braten.

Nährwerte pro Portion: 311 kcal, 27 g Fett, 8 g Kohlenhydrate, 19 g Eiweiß

KÜRBISSUPPE MIT KOKOS

Zutaten für 4 Portionen:

- ½ Hokkaidokürbis
- 350 ml Gemüsebrühe
- 2 Möhren
- 1 Zwiebel
- 150 ml Kokosmilch
- 2 EL Olivenöl
- Geriebene Muskatnuss
- 10 g Ingwer
- Currypulver
- Petersilie, Pfeffer, Salz

Zubereitung:

Den Kürbis halbieren, Kerne entfernen und das Fruchtfleisch in grobe Würfel schneiden. Möhren schälen und ebenfalls würfeln. Ingwer schälen und in kleine Stücke schneiden, die Petersilie fein hacken. Zwiebeln schälen und fein hacken. In einem großen Topf Öl erhitzen und die Zwiebeln kurz andünsten. Das Gemüse und den Ingwer mit anbraten für 3 Minuten. Mit der Gemüsebrühe ablöschen und auf mittlerer Hitze für 25 Minuten köcheln lassen. Den Topf vom Herd nehmen und mit einem Stabmixer pürieren. Kokosmilch hinzufügen und nochmals kurz pürieren. Nach Belieben würzen, z.B. Salz, Pfeffer, Curry und Muskatnuss. Mit Petersilie bestreuen und sofort servieren.

Nährwerte pro Portion: 271 kcal, 17 g Fett, 24 g Kohlenhydrate, 4 g Eiweiß

LACHSROLLE MIT SPINAT

Zutaten für 2 Portionen:

- 200 g Spinat (TK oder frisch)
- 150 g geräucherten Lachs
- 100 g geriebenen Käse (Gouda oder Emmentaler)
- 100 g Frischkäse

Zubereitung:

Den Backofen auf 200 Grad vorheizen und ein Backblech mit Backpapier auslegen. Den aufgetauten oder frischen Spinat klein schneiden und mit dem geriebenen Käse in einer Schüssel vermengen, die Masse in einem Rechteck auf dem Backpapier verteilen (1-2cm dick). Das Backblech in den Ofen schieben und 15 Minuten backen lassen. Herausnehmen und mit dem Frischkäse bestreichen, den Lachs auf dem Frischkäse belegen und das Ganze zu einer Rolle aufrollen. Die Rolle kann auch in kleine Stücke geschnitten werden. Kalt und warm ein Genuss!

Nährwerte pro Portion: 492 kcal, 71 g Fett, 15 g Kohlenhydrate, 70 g Eiweiß

FENCHEL AUFLAUF MIT TOMATEN

Zutaten für 4 Portionen:

- 4 Fenchelknollen
- 250 g Dosentomaten, gewürfelt
- 50 g grüne Oliven
- 1 TL Fenchelsaat
- 3 Knoblauchzehen
- 1 EL Tomatenmark
- 1 TL Thymian gehackt
- 1 TL Oregano gehackt
- 1 EL Olivenöl
- Saft und Zesten einer ½ Bio-Orange
- Salz, Pfeffer

Zubereitung:

Geben Sie Wasser in einen Topf und bringen es zum Kochen, legen sie den Fenchel in den Kochtopf, salzen es und lassen den für 2 Minuten kochen, schrecken sie den Fenchel mit kaltem Wasser ab, entfernen den Strunk und schneiden sie den Fenchel in Spalten, diese in einer Auflaufform schichten. Den Backofen auf 180 vorheizen. Den Knoblauch schälen und klein hacken. In einer Pfanne 1 EL Öl erhitzen und den Knoblauch anbraten, die Kräuter hinzufügen. Tomatenmark unterrühren, Oliven, Orangensaft und Tomaten ebenfalls hinzufügen und etwa 10 Minuten köcheln lassen. Mit Salz, Pfeffer und Zitronensaft abschmecken und über den Fenchel geben. Für 20 Minuten im Backofen backen und mit den Zesten garnieren.

Nährwerte pro Portion: 154 kcal, 7 g Fett, 14 g Kohlenhydrate, 6 g Eiweiß

LACHSFILET AUF ROTER BETE

Zutaten für 2 Portionen:

- 2 Avocados
- 200 g Rote Bete (gekocht)
- 250 g Lachsfilet
- 5 EL Sesam
- Zitronensaft
- Salz
- Pfeffer

Zubereitung:

Die gekochte rote Bete in ganz feine dünne Scheiben schneiden und auf 2 Tellern anrichten, salzen und pfeffern. Die Kerne der Avocados entfernen, mit einem Löffel das Fruchtfleisch herausnehmen und in einer kleinen Schüssel mit Salz und Pfeffer abschmecken, mit Zitronensaft beträufeln und vermengen. Die Lachsfilets rundherum salzen und pfeffern. In einer Pfanne von allen Seiten kurz anbraten. Die Avocadopaste auf der roten Bete verteilen. Das Lachsfilet in Sesam wälzen und darauf anrichten.

Nährwerte pro Portion: 929 kcal, 76 g Fett, 13 g Kohlenhydrate, 39 g Eiweiß

BUNTER SALAT MIT HÄHNCHEN UND WALNÜSSEN

Zutaten für 4 Portionen:

- 300 g Hähnchenbrustfilet
- 100 g Tomaten
- 200 g Salat (z. B. Eisberg, Endivien, Lollo Rosso)
- 50 g Walnusskerne
- ½ rote Zwiebel
- 50 g Radieschen
- Meersalz, Pfeffer
- 3 EL Olivenöl

Zubereitung:

Die Tomaten in Stücke, den Salat waschen und trocken schleudern, dann zurechtzupfen. Die Zwiebel in Ringe und die Radieschen in Scheiben schneiden. Das Ganze in eine Schüssel geben. Das Hähnchenbrustfilet in Stücke schneiden. In einer Pfanne 1 EL Olivenöl erhitzen und das Fleisch goldbraun anbraten. Den Salat und das Fleisch mit Salz und Pfeffer abschmecken. Alles auf tiefen Tellern anrichten und mit Olivenöl beträufeln und Walnüssen garnieren.

Nährwerte pro Portion: 228 kcal, 16 g Fett, 3 g Kohlenhydrate, 16 g Eiweiß

SEELACHS AUF TOMATEN

Zutaten für 2 Portionen:

- 200 g Seelachs
- 2 TL Pinienkerne
- 4 Tomaten
- 6 Stängel Petersilie
- 2 TL Kapern
- 4 TL Zitronensaft
- Salz, Pfeffer
- 4 TL Olivenöl

Zubereitung:

Den Backofen auf 200 Grad vorheizen. Eine kleine Auflaufform mit 1 TL Öl einfetten. Den Seelachs gut waschen und mit einem Küchentuch abtrocknen. Mit Pfeffer und Salz rundherum würzen und mit Zitronensaft beträufeln. Die Tomaten in dünne Scheiben schneiden und in die Auflaufform legen und würzen. Die Pinienkerne, die Petersilie und die Kapern grob hacken und vermischen. Den Lachs auf die Tomaten setzen, die Kapernmasse und das restliche Öl darüber verteilen. Für 20 Minuten im Backofen backen.

Nährwerte pro Portion: 266 kcal, 17 g Fett, 7 g Kohlenhydrate, 20 g Eiweiß

HACKFLEISCH AUFLAUF MIT BLUMENKOHL

Zutaten für 4 Portionen:

- 1 Kopf Blumenkohl
- 100 g Käse gerieben
- 500 g Hackfleisch
- 200 g Feta-Käse
- 500 g Tzatziki
- Salz
- Pfeffer
- Knoblauchgewürz

Zubereitung:

Den Backofen auf 180 Grad vorheizen. Den Blumenkohl putzen und die Röschen trennen, in Salzwasser etwa 5 Minuten kochen. Abkühlen lassen und im Mixer klein hacken. In einer Pfanne etwas Öl erhitzen und das Hackfleisch anbraten, mit Knoblauchgewürz, Salz und Pfeffer abschmecken. Das Tzatziki hinzufügen und kurz mitbraten. Die Hälfte des Blumenkohls in eine Auflaufform geben, das Hackfleisch hinzufügen und mit der anderen Hälfte des Blumenkohls bedecken, mit dem zerkleinerten Feta und dem geriebenen Käse bestreuen und für 30 Minuten im Backofen backen.

Nährwerte pro Portion: 661 kcal, 46 g Fett, 15 g Kohlenhydrate, 46 g Eiweiß

KALBSSCHNITZEL ÜBERBACKEN MIT TOMATEN UND KÄSE

Zutaten für 2 Portionen:

- 2 Kalbsschnitzel á 150 g
- 200 g Käse (z. B. Gouda, Cheddar)
- 200 g Tomaten
- Paprika, Muskat
- Salz, Pfeffer
- 1 EL Olivenöl

Zubereitung:

Die Schnitzel mit einem Küchentuch trocknen und einem Fleischklopfer dünn klopfen. Salz, Pfeffer, Paprikapulver und geriebene Muskatnuss vermischen und die Schnitzel darin gleichmäßig wenden. Die Tomaten in dünne Scheiben schneiden und den Käse reiben. In einer Pfanne das Olivenöl erhitzen und die Schnitzel für 2 Minuten anbraten, das Fleisch wenden und mit den Tomatenscheiben und dem Käse belegen. Mit der Grillfunktion im Backofen die Schnitzel für weitere 2 Minuten zu Ende garen. Sie können dafür die komplette Pfanne in den Ofen stellen.

Nährwerte pro Portion: 597 kcal, 38 g Fett, 3 g Kohlenhydrate, 119 g Eiweiß

HÜHNERCURRY MIT KOKOS

Zutaten für 4 Portionen:

- 600 g Hühnerbrustfilet
- 400 ml Kokosmilch
- 2 Knoblauchzehen
- 1 Zwiebel
- 1 rote Chilischote
- 1 Saft einer Limette
- 100 - 200 ml Wasser
- 2 EL Kokosöl
- 1 EL rote Currypaste
- 1 TL Kurkuma
- Salz, Pfeffer
- 1 TL Curry

Zubereitung:

Die Hühnerbrustfilets in Stücke schneiden, Knoblauch und Zwiebel schälen und klein hacken. Die Chilischote entkernen und in kleine Stücke schneiden. In einer großen Pfanne etwas Kokosöl erhitzen und das Fleisch anbraten, Knoblauch und Zwiebeln hinzufügen, die Currypaste unterrühren. Mit der Kokosmilch, Kurkuma, Curry und Chili auffüllen und für 10 Minuten köcheln lassen, bei Bedarf etwas Wasser hinzufügen. Mit Salz, Pfeffer und Limettensaft abschmecken.

Nährwerte pro Portion: 496 kcal, 29 g Fett, 19 g Kohlenhydrate, 38 g Eiweiß

ROSENKOHL-SALAT

Zutaten für 4 Portionen:

- 200 g Rosenkohl
- 30 g Mandeln
- 50 g Wirsing
- 2 EL Butter
- 30 g Parmesan
- Meersalz, Pfeffer

Zubereitung:

Den Rosenkohl in einem Dampfeinsatz mit etwas Wasser für 5 Minuten bissfest garen, herausnehmen und in Stücke schneiden. Die Wirsingblätter waschen und kurz in den Dampfeinsatz geben bis die Blätter weich sind, herausnehmen und in Streifen schneiden. In einer Pfanne die Butter erhitzen und den Rosenkohl anbraten, die Mandeln hacken und mit dem Parmesan hinzufügen. Mit Salz und Pfeffer abschmecken. Alles gut verrühren und servieren.

Nährwerte pro Portion: 139 kcal, 10 g Fett3 g Kohlenhydrate, 7 g Eiweiß

LACHS MIT FRISCHKÄSE

Zutaten für 2 Portionen:

- 150 g Lachsfilet
- 50 g Frischkäse
- 200 g Zucchini
- 1 Zwiebel
- 1 Knoblauchzehe
- 2 EL Milch
- Etwas Zitronensaft
- Salz
- Pfeffer
- 1 EL Olivenöl

Zubereitung:

Die Milch mit dem Frischkäse verrühren und mit Salz und Pfeffer würzen. Das komplette Gemüse waschen, schälen und in Stücke oder Scheiben schneiden. Den Lachs waschen, mit einem Küchentuch trocknen und ebenfalls in Stücke schneiden, rundherum mit Salz und Pfeffer würzen. In einer Pfanne das Olivenöl erhitzen und den Lachs von allen Seiten kurz anbraten, herausnehmen und beiseitestellen. Die Zwiebeln, den Knoblauch und die Zucchini anbraten, die Hälfte der Frischkäsemasse hinzufügen und den Lachs auf das Gemüse legen, den Rest der Frischkäsemasse hinzugeben und mit zugedecktem Deckel für ca. 5 Minuten köcheln lassen. Lecker und schnell!

Nährwerte pro Portion: 359 kcal, 7 g Fett, 11 g Kohlenhydrate, 23 g Eiweiß

GEMÜSENUDELN MIT FETA

Zutaten für 2 Portionen:

- 500 g Zucchini
- 250 g Cherrytomaten
- 200 g Feta
- 3 Knoblauchzehen
- 4 EL Olivenöl
- Salz, Pfeffer
- Basilikum, gerebelt

Zubereitung:
Die Zucchini waschen und mit dem Spiralschneider zu Spaghetti verarbeiten. Tomaten waschen und Vierteln. Den Knoblauch schälen und fein hacken, den Feta würfeln. In einer Pfanne Öl erhitzen und den Knoblauch kurz anbraten, die Zucchini Spaghetti hinzufügen und 5 Minuten braten. Basilikum, Tomaten und Feta hinzufügen und alles gut verrühren. Mit Salz und Pfeffer abschmecken und sofort servieren.

Nährwerte pro Portion: 587 kcal, 48 g Fett, 14 g Kohlenhydrate, 23 g Eiweiß

BROKKOLISUPPE

Zutaten für 4 Portionen:

- 700 g Brokkoli
- 500 ml Gemüsebrühe
- 1 Bund Frühlingszwiebeln
- 500 ml Wasser
- 8 EL Parmesan, gerieben
- 250 ml Sahne
- 1 Knoblauchzehe
- 2 EL Mehl
- Butter, Salz, Pfeffer

Zubereitung:
Die gewaschenen Brokkoliröschen in Salzwasser 5 Minuten kochen, Brokkoli entnehmen und beiseite stellen, Kochwasser aufheben (nicht wegschütten). Den Knoblauch schälen und klein hacken, die Frühlingszwiebeln in Ringe schneiden. In einem zweiten Topf die Butter erhitzen und den Knoblauch und die Frühlingszwiebeln andünsten. Unter Rühren das Mehl hinzufügen, den Brokkoli, die Gemüsebrühe und dem Kochwasser vom Brokkoli 10 Minuten köcheln lassen. Den Parmesan reiben und mit der Sahne in die Suppe hinzufügen, mit Salz und Pfeffer abschmecken und Servieren.

Nährwerte pro Portion: 295 kcal, 19 g Fett, 16 g Kohlenhydrate, 12 g Eiweiß

FLEISCHBÄLLCHEN GEFÜLLT MIT KÄSE

Zutaten für 4 Portionen:

- 500 g Hackfleisch (Rind)
- 200 g Hüttenkäse
- 1 Fetakäse
- 1 Zwiebel
- 2 Eier
- 1 Knoblauchzehe
- 1 TL Senf
- Paprikapulver
- Salz
- Pfeffer

Zubereitung:

Den Fetakäse in kleine Stücke schneiden. Den Knoblauch und die Zwiebel schälen und klein hacken. Aus allen Zutaten, bis auf den Feta, einen Teig herstellen. Aus dem Teig Bällchen formen und in jedes Bällchen ein Stück Feta stecken. In einer Pfanne Öl erhitzen und die Bällchen von allen Seiten anbraten.

Nährwerte pro Portion: 534 kcal, 38 g Fett, 6 g Kohlenhydrate, 166 g Eiweiß

THUNFISCH MIT WÜRZIGER KRUSTE

Zutaten für 4 Portionen:

- 2 Thunfischsteaks á 200 g
- 2 EL Sesamöl
- 1 Bio-Zitrone

Für die Kräuterkruste:

- 1 TL Zitronenzesten
- 2 Thymianzweige,
- 1 Knoblauchzehe
- 1 Chilischote
- 1 EL Rosa Beeren
- Meersalz
- 2 Rosmarinzweige
- 2 EL Sesamöl

Zubereitung:

Die Zitrone in Scheiben schneiden, die Chilischote entkernen und fein hacken, den Knoblauch durch eine Knoblauchpresse pressen, die Thymian- und Rosmarinzweige waschen, trocken schütteln und die Blätter abzupfen, diese in einen Mörser legen. Den Knoblauch, die Zitronenzesten. Rosa Beeren, Salz, Sesamöl und die Chilischote ebenfalls in den Mörser geben und alles gut zerstoßen. Den Thunfisch waschen, trocken tupfen und in einer Pfanne mit Sesamöl von beiden Seiten scharf anbraten. Die Kräutermischung auf den Steaks verteilen, mit Zitronenscheiben belegen und im vorgeheizten Backofen für 10 Minuten bei 120 Grad backen.

Nährwerte pro Portion: 228 kcal, 15 g Fett, 1 g Kohlenhydrate, 21 g Eiweiß

STEAK MIT GURKENRAGOUT

Zutaten für 4 Portionen:

- 4 Rinderfilets (à 150 g)
- 2 Minigurken
- 2 Gewürzgurken
- 2 Senfgurken
- 200 g Mayonnaise
- 2 TL Kapern (abgetropft, Glas)
- 1 Beet Kresse
- Salz, Pfeffer
- 4 EL Öl

Zubereitung:

Die Gurken waschen und in kleine Würfel schneiden. Die Kresse und die Kapern hacken und mit der Mayonnaise unter die Gurken mischen. Mit Pfeffer und Salz abschmecken. Die Steaks scharf anbraten und mit dem Gurkenragout anrichten.

Nährwerte pro Portion: 640 kcal, 56 g Fett, 1 g Kohlenhydrate, 33 g Eiweiß

ZWIEBELROSTBRATEN

Zutaten für 2 Portionen:

- 800 g Roastbeef
- 100 ml Gemüsebrühe
- 50 ml Sahne
- 4 mittelgroße Zwiebeln
- 2 EL Sonnenblumen- oder Rapsöl
- 2 EL Mehl
- 1 EL Sojasoße
- Salz, Pfeffer
- Petersilie
- 2 EL Butterschmalz

Zubereitung:

Das Fleisch mit Pfeffer und Salz einreiben und anschließend mit Mehl bestäuben. Öl in einer Pfanne erhitzen und das Fleisch von beiden Seiten scharf anbraten, herausnehmen, in Alufolie wickeln und bei 80 Grad im Backofen warmhalten. Die Zwiebeln schälen und in große Scheiben schneiden, mit Butterschmalz in der Pfanne anbraten, mit Gemüsebrühe und Sojasauce ablöschen, ca. 2 Minuten kochen lassen, die Zwiebeln herausnehmen und beiseitestellen. In die Soße die Schlagsahne einrühren und mit Salz und Pfeffer abschmecken. Das Fleisch aus dem Backofen nehmen, den Bratsaft zur Soße geben und kurz aufkochen lassen. Das Fleisch mit den Zwiebeln anrichten und die Soße übergießen. Mit Petersilie überstreuen. Fertig ist der Genuss!

Nährwerte pro Portion: 938 kcal, 45 g Fett, 31 g Kohlenhydrate, 98 g Eiweiß

GRIECHISCHER SALAT

Zutaten für 2 Portionen:

- 400 g Feta
- 3 Tomaten
- 2 Paprikas, rote
- 2 Salatgurken
- 1 Schalotte
- 100 g Oliven, schwarz
- 12 EL Olivenöl
- Salz
- Pfeffer
- 3 EL Weinessig

Zubereitung:
Die Paprika, Tomaten und Gurken in Stücke schneiden, den Feta in Würfel schneiden, die Schalotte in Ringe, alles zusammen mit den Oliven in eine Schüssel geben. Für das Dressing den Weinweinessig, das Olivenöl, Salz und Pfeffer verrühren und über den Salat geben. Sofort servieren!

Nährwerte pro Portion: 1549 kcal, 140 g Fett, 27 g Kohlenhydrate, 40 g Eiweiß

LINSENSUPPE INDISCHE ART

Zutaten für 2 Portionen:

- 150 g rote Linsen
- 200g geschälte Tomaten (aus der Dose)
- 1 Knoblauchzehe
- 500 ml Gemüsebrühe
- 2 EL Sesamöl
- Currypulver
- 3 Frühlingszwiebeln
- 10 g Ingwer
- Saft einer halben Limette
- Chilipulver
- Pfeffer, Salz

Zubereitung:
Die Frühlingszwiebeln in Ringe schneiden, den Knoblauch durch eine Knoblauchpresse pressen und den Ingwer schälen und in sehr kleine Stücke hacken. In einem Topf das Sesamöl erhitzen und die Frühlingszwiebeln, den Knoblauch und den Ingwer scharf anbraten. Mit der Gemüsebrühe ablöschen und mit Curry würzen, für 15 Minuten köcheln lassen. Die Dosentomaten, die Linsen und Saft einer halben Limette in die Suppe hinzufügen, mit Salz, Pfeffer und Chilipulver würzen und nochmal für 10 Minuten köcheln lassen. Bei Belieben nochmal abschmecken und servieren.

Nährwerte pro Portion: 429 kcal, 11 g Fett, 55 g Kohlenhydrate, 23 g Eiweiß

BLUMENKOHLSUPPE

Zutaten für 2 Portionen:

- 1 Blumenkohl
- 1 Glas Wiener Würstchen
- 200 g Kräuter-Schmelzkäse
- ½ Becher Sahne
- 1 Zwiebel
- 2 TL Petersilie, TK
- Salz, Pfeffer
- Curry, 1 TL
- Gemüsebrühe

Zubereitung:

Den Blumenkohl in grobe Stücke schneiden, in einen Topf mit Wasser auffüllen und mit Salz, Pfeffer und Gemüsebrühe würzen. Für 15 Minuten weichkochen. Schälen sie die Zwiebel und schneiden sie in Stücke, dann ebenfalls zum Blumenkohl hinzufügen und mitkochen. Pürieren Sie die Masse mit einem Mixstab zu einer cremigen Suppe und fügen die Sahne, den Schmelzkäse, die Petersilie und die Würstchen dazu. Lassen Sie die Suppe noch einmal kurz aufkochen und schmecken diese mit Salz und Pfeffer ab.

Nährwerte pro Portion: 1106 kcal, 93 g Fett, 14 g Kohlenhydrate, 49 g Eiweiß

BRATLINGE

Zutaten für 2 Portionen:

- 200 g Soja-Granulat
- 500 ml Wasser
- ½ Zucchini
- 2 Eier
- 2 EL Öl
- Mandelmehl
- 1 Zwiebel
- Salz, Pfeffer
- Paprikagewürz
- 1 Knoblauchzehe

Zubereitung:

Wasser zum Kochen bringen und das Sojagranulat in einer Schüssel mit dem Wasser für 10 Minuten einweichen, in einem feinen Sieb abgießen und das Granulat ausdrücken. Die Zwiebel und den Knoblauch fein hacken und zusammen mit den Eiern in einer Schüssel vermengen. Zucchini raspeln und durch ein sauberes Küchentuch vom Restwasser befreien. Die Zucchinimasse zu dem Granulat hinzufügen, vermengen und für 30 Minuten ruhen lassen. Mit Salz, Pfeffer und Paprikapulver würzen. So viel Mandelmehl hinzufügen, bis sich Bratlinge formen lassen. Öl in einer Pfanne erhitzen und die Bratlinge goldbraun braten.

Nährwerte pro Portion: 590 kcal, 16 g Fett, 9 g Kohlenhydrate, 101 g Eiweiß

LACHSFILET AUF BLATTSPINAT

Zutaten für 4 Portionen:

- 4 Lachsfilets ein Filet à 250g
- 500 g Spinat (TK)
- 3 Knoblauchzehen
- 1 Zwiebel
- Salz
- Pfeffer
- Muskatnuss

Zubereitung:

Blattspinat auftauen. Den Backofen auf 180 Grad vorheizen. Den Knoblauch und die Zwiebel klein hacken und kurz in einer Pfanne anbraten, mit dem Blattspinat vermischen. Die Lachsfilets mit Salz und Pfeffer würzen, in eine Auflaufform legen und den Spinat rundherum ausrichten. Für 25 Minuten in den Backofen. Schnell und einfach Lecker!

Nährwerte pro Portion: 637 kcal, 37 g Fett, 13 g Kohlenhydrate, 62 g Eiweiß

TOMATE MOZZARELLA SALAT MIT METTBÄLLCHEN

Zutaten für 2 Portionen:

- 250 g Hackfleisch (Rind)
- 8 Cherrytomaten
- 1 kleine Zwiebel
- 125 g Mozzarella Kugeln
- 1 Ei
- 1 Knoblauchzehe
- ½ Bund Basilikum
- 1 EL hellen Balsamico Essig
- 2 EL Olivenöl
- Paprikapulver
- Salz, Pfeffer

Zubereitung:

Die Zwiebel und den Knoblauch schälen und fein hacken, mit dem Hackfleisch und dem Ei in eine Schüssel geben und kräftig mit Salz, Pfeffer und Paprikapulver würzen. Alles gut vermengen und mit den Händen zu kleinen Bällchen formen. In einer Pfanne ohne Öl die Bällchen von allen Seiten gut anbraten. Die Tomaten vierteln, den Basilikum waschen und zupfen und die Mozzarellakugeln halbieren, alles locker in einer Schüssel vermengen. In einem Shaker das Olivenöl mit dem Balsamicoessig mixen und mit Salz und Pfeffer würzen. Das Dressing über den Salat geben und mit den Hackbällchen anrichten. Guten Appetit!

Nährwerte pro Portion: 688 kcal, 53 g Fett, 11 g Kohlenhydrate, 41 g Eiweiß

KALBSSCHNITZEL MIT GURKENSALAT

Zutaten für 4 Portionen:

- 180 g Kalbsschnitzel
- 200 g Gurke
- 1 Ei
- 1 Zwiebel
- 3 EL Mandeln gemahlen
- 1 EL Joghurt
- 1 TL Olivenöl
- Zitronensaft
- Dill
- 1 TL Mayonnaise
- Etwas Rapsöl

Zubereitung:

Das Schnitzel von beiden Seiten mit Salz und Pfeffer würzen, und erst im Teller mit dem verquirlen Ei und dann im Teller mit den gemahlenen Mandeln wenden. Rapsöl in einer Pfanne erhitzen und die Schnitzel goldbraun braten. Für den Gurkensalat die Gurke in Stücke schneiden, Dill und Zwiebel fein hacken. Zusammen mit der Mayonnaise, dem Joghurt, Olivenöl und Zitronensaft in einer Schüssel vermengen, alles mit Salz und Pfeffer abschmecken. Mit den Schnitzeln anrichten.

Nährwerte pro Portion: 162 kcal, 10 g Fett, 4 g Kohlenhydrate, 13 g Eiweiß

PAPRIKA-TOMATEN-SUPPE

Zutaten für 4 Portionen:

- 850 g Tomaten, passiert
- 375 ml Gemüsebrühe
- 3 Paprika, rot
- 75 g Creme Fraiche
- 1 Knoblauchzehe
- 2 Zwiebeln
- 1 Chilischote, rot
- 2 Messerspitzen Kardomon
- 1 EL Olivenöl
- 1 Lorbeerblatt
- Rosmarin
- Salz, Pfeffer
- 1 Gewürznelke
- Thymian

Zubereitung:

Die Zwiebel, Knoblauch und Chilischote fein hacken. In einer Pfanne Öl erhitzen und die Zwiebeln, den Knoblauch und die Chilischote anbraten. Paprika in Stücke schneiden und mitbraten. Mit Gemüsebrühe ablöschen, Kardomon, Lorbeerblatt und Gewürznelke hinzufügen, mit Salz und Pfeffer würzen, für 10 Minuten köcheln lassen. Die passierten Tomaten hinzufügen und für weitere 15 Minuten köcheln lassen. Das Lorbeerblatt und die Gewürznelke entfernen. Die Suppe fein pürieren und mit jeweils etwas Thymian und einem Klecks Creme Fraiche anrichten.

Nährwerte pro Portion: 184 kcal, 9 g Fett, 18 g Kohlenhydrate, 5 g Eiweiß

ZUCCHINIHÄLFTEN GEFÜLLT MIT MEXIKANISCHEM GEMÜSE

Zutaten für 4 Portionen:

- 300 g gehackte Tomaten
- 100 g Kidneybohnen
- 100 g Mais
- 4 Zucchini
- Basilikum, Paprikapulver
- Salz, Pfeffer
- 1 Knoblauchzehe
- Oregano

Zubereitung:

Den Backofen auf 180 Grad vorheizen. Die Zucchini halbieren und aushöhlen, das Fruchtfleisch mit den Kidneybohnen, den gehackten Tomaten und dem Mais in eine Schüssel geben. Den Knoblauch schälen und durch eine Knoblauchpresse pressen, den Basilikum und Oregano fein hacken und alles ebenfalls in die Schüssel geben. Mit Salz, Pfeffer und Paprikapulver würzen. Alles gut umrühren und wieder in die Zucchini füllen. Ein Backblech mit Backpapier auslegen und die Zucchini drauflegen, für 10-15 Minuten im Backofen backen.

Nährwerte pro Portion: 90 kcal, 1 g Fett, 12 g Kohlenhydrate, 5 g Eiweiß

SCHWEINEMEDAILLONS MIT ROMANESCO

Zutaten für 4 Portionen:

- 2 Romanesco
- (Blumenkohl oder Brokkoli sind auch möglich)
- 300g Kirschtomaten
- 160 g Butter
- 2 Schweinefilet
- 2 Eigelb
- 20 Blätter Basilikum
- 4 EL Sahnejoghurt
- Cayennepfeffer
- 4 EL Öl
- Salz

Zubereitung:

Den Romanesco putzen und die Röschen abschneiden, im Salzwasser für 6 Minuten kochen lassen, Wasser abgießen und kurz beiseitestellen. Tomaten waschen und in Stücke schneiden. Pürieren sie den Joghurt, das Eigelb und den Basilikum mit einem Mixstab. Geben sie die Butter in eine Pfanne und erhitzen diese kurz, gießen sie langsam die zerlassene Butter zu dem Joghurt und lassen den Mixer laufen, würzen sie das Ganze mit Cayenne Pfeffer und Salz. Das Schweinefilet in Streifen schneiden (ca. 2 cm dick) und von beiden Seiten salzen, in einer Pfanne Öl erhitzen und die Filetstücke von beiden Seiten goldbraun anbraten, nehmen sie das Fleisch aus der Pfanne und stellen es kurz warm. Die Tomaten und der Romanesco in die Pfanne geben und kurz anbraten. Alles auf Tellern anrichten. Guten Appetit!

Nährwerte pro Portion: 546 kcal, 49 g Fett, 4 g Kohlenhydrate, 23 g Eiweiß

STEAKPFANNE MIT BROKKOLI

Zutaten für 1 Portion:

- 200 g Rindersteak
- 150 g Brokkoli
- 1 Knoblauchzehe
- 1 Zwiebel
- 1 EL Olivenöl
- Salz, Pfeffer
- 1 TL Chilisoße

Zubereitung:

Die Röschen vom Brokkoli trennen und im Salzwasser für 2 Minuten kochen. Brokkoli mit kaltem Wasser abschrecken. Das Fleisch in Streifen schneiden und in einer Pfanne mit Öl anbraten und gut würzen. Fleisch entnehmen und beiseitestellen. Knoblauch und Zwiebel schälen und klein hacken, in der Pfanne anbraten, die Chilisoße einrühren und den Brokkoli dazugeben, das Fleisch wieder hinzufügen und alles einmal gut durchbraten.

Nährwerte pro Portion: 511 kcal, 25 g Fett, 7 g Kohlenhydrate, 63 g Eiweiß

BAUERNSALAT

Zutaten für 4 Portionen:

- 400 g Tomaten
- 100 g Oliven schwarz
- 200 g Fetakäse
- 1 Salatgurke
- 1 Paprika, rot
- 1 Knoblauchzehe
- 1 Paprika, gelb
- 1 Schalotte
- Balsamico-Essig
- 1 TL Olivenöl
- Zitronensaft
- 1 Msp. Stevia
- Salz, Pfeffer

Zubereitung:

Den Knoblauch schälen und fein hacken, die Schalotte in feine Ringe schneiden. Paprika, Gurke und Tomaten in Stücke schneiden. Den Fetakäse würfeln.

Dressing aus Essig, Olivenöl, Zitronensaft anrühren, mit Stevia, Salz und Pfeffer abschmecken.

Das Dressing auf den Salat geben und servieren.

Nährwerte pro Portion: 287 kcal, 21 g Fett, 11 g Kohlenhydrate, 11 g Eiweiß

CHICKEN-CHEESEBURGER

Zutaten für 2 Portionen:

- 300 g Hähnchenfilets
- 2 Scheiben Gouda
- 2 TL Tomatenmark -
- 5 Kopfsalatblätter
- 2 EL Naturjoghurt
- 1 Tomate
- 1 Zwiebel, rot
- Kräuter (nach Wahl)
- Salz, Pfeffer

Zubereitung:

Das Hähnchenfleisch zerkleinern und mit den Kräutern, etwas roten Zwiebeln und Gewürzen vermischen. Aus der Masse ovale Bratlinge formen und in einer Pfanne mit Öl anbraten. Ist der Bratling fast fertig, setzen sie die Zwiebelringe, die Tomatenscheiben und zum Schluss die Scheibe Käse drauf und lassen es bei geschlossenem Deckel schmelzen. Legen sie die Salatblätter auf Teller und machen das Dressing aus 2 EL Naturjoghurt mit etwas Tomatenmark. Verteiler sie das Dressing auf den Salatblättern und setzen den Burger drauf. Guten Appetit!

Nährwerte pro Portion: 336 kcal, 14 g Fett, 7 g Kohlenhydrate, 45 g Eiweiß

BAYRISCHER WURSTSALAT

Zutaten für 4 Portionen:

- 750 g Fleischwurst
- 200 g Emmentaler oder Edamer
- 4 Gewürzgurken
- 50 ml Essiggurkenwasser
- 1 EL Dijon-Senf
- 2 Zwiebeln
- 4 EL Bio Rapsöl
- Pfeffer
- Meersalz
- 3 EL Bio Apfelessig
- 3 EL Schnittlauch

Zubereitung:

Fleischwurst und Käse würfeln, Gewürzgurken in kleine Scheiben schneiden, die Zwiebel schälen und klein hacken. Alles in einer Schüssel vermengen. In einer anderen Schüssel Essig, Öl, Gurkenwasser, Senf, Salz und Pfeffer verrühren. Die Marinade über den Wurstsalat geben und mind. 1 Stunde kalt stellen. Vor dem Servieren mit Schnittlauch bestreuen.

Nährwerte pro Portion: 918 kcal, 81 g Fett, 8 g Kohlenhydrate, 39 g Eiweiß

THUNFISCHBRATLINGE

Zutaten für 4 Portionen:

- 150 g Weiß- oder Rotkohl
- ½ Zwiebel
- 1 ½ Dosen Thunfisch
- 2 EL Frischkäse mit Kräutern
- Pfeffer
- 1 Ei
- Etwas Kräutersalz

Zubereitung:

Alle Zutaten gut vermengen, in einer Pfanne Öl erhitzen und aus der Masse Bratlinge formen. Schnell und total unkompliziert.

Nährwerte pro Portion: 77 kcal, 4 g Fett, 3 g Kohlenhydrate, 7 g Eiweiß

AVOCADOSALAT

Zutaten für 2 Portionen:

- 150 g Vollmilchjoghurt
- 75 g Eisbergsalat
- 4 EL Crème Fraîche
- 1 kleine Dose Mais
- 2 reife Avocado
- ½ Gurke
- ½ TL Chilipulver
- 1 EL Zitronensaft, Salz
- 2 TL Kreuzkümmel

Zubereitung:

Waschen und trocken sie den Salat und schneiden den in feine Streifen. Entkernen sie die Avocado und würfeln das Fruchtfleisch, mit Zitronensaft beträufeln. Die Gurke halbieren und würfeln. Alles in einer Schüssel vermengen. Das Dressing aus Joghurt, Kreuzkümmel, Chilipulver und Creme Fraiche vermengen und mit Salz abschmecken. Das Dressing über den Salat geben und genießen!

Nährwerte pro Portion: 682 kcal, 60 g Fett, 15 g Kohlenhydrate, 11 g Eiweiß

MÖHRENSUPPE MIT INGWER

Zutaten für 4 Portionen:

- 500 g Möhren
- 600 ml Gemüsebrühe
- 1 Zwiebel
- 1 EL Honig
- 2 walnussgroße Stücke Ingwer
- 1 Stange Staudensellerie
- 1 geriebene Zitrone, nur die Schale
- 1 EL Öl
- 2 EL Creme Fraiche

Zubereitung:

Schneiden sie den Ingwer, die Möhren und den Sellerie in kleine Stücke. Die Zwiebel schälen und fein hacken. In einem Topf Öl erhitzen und die Zwiebeln kurz andünsten, den Rest an Gemüse hinzufügen und mit der Gemüsebrühe auffüllen. Ca. 20 Minuten köcheln lassen und mit einem Stabmixer pürieren. Mit Honig und der geriebenen Zitronenschale abschmecken und Creme Fraiche hinzufügen. Alles nochmal kurz aufkochen und servieren.

Nährwerte pro Portion: 119 kcal, 5 g Fett, 14 g Kohlenhydrate, 2 g Eiweiß

ROTE BETE- SALAT

Zutaten für 2 Portionen:

- 50 g Fetakäse
- 150 g Feldsalat
- 3 kleine Kugeln Rote Bete
- 1 Pinienkerne, gehackt
- 1 Zwiebel, gehackt
- 4 Champignons frisch
- 4 EL Essig
- Salz, Pfeffer, Senf

Zubereitung:

Die rote Bete würfeln, die Zwiebel schälen und fein hacken, alles zusammen mit Essig, Senf, Salz und Pfeffer in einer Schüssel vermengen.
Den Feldsalat waschen und trocken schleudern, die Champignons in dünne Scheiben schneiden und den Fetakäse würfeln. Richten sie den Feldsalat mit den Champignons und dem Feta auf tiefen Tellern an und portionieren sie die marinierte Rote Bete darauf. Bestreuen sie den Salat mit Pinienkernen.

Nährwerte pro Portion: 211 kcal, 12 g Fett, 14 g Kohlenhydrate, 10 g Eiweiß

PORREE-SUPPE MIT HACKFLEISCH

Zutaten für 2 Portionen:

- 300 g Hackfleisch
- 400 g Porree
- 600 ml Rinderbrühe
- 50g Schmelzkäse
- 1 Schuss Sahne
- 2 TL Saure Sahne
- Muskatnuss
- Salz
- Pfeffer

Zubereitung:

Das Hackfleisch anbraten und erstmal zur Seite stellen. Schneiden sie den Porree in Stücke und lassen sie diesen in der Rinderbrühe für 15 Minuten köcheln. Pürieren sie alles mit einem Stabmixer. Geben sie die Sahne, den Schmelzkäse und die saure Sahne hinzu, verrühren alles nochmal. Das Hackfleisch hinzugeben und mit Muskatnuss, Salz und Pfeffer abschmecken.

Nährwerte pro Portion: 522 kcal, 38 g Fett, 7 g Kohlenhydrate, 36 g Eiweiß

BROCCOLI-SUPPE MIT HAFERKLEIE

Zutaten für 2 Portionen:

- 500g Broccoli (als Röschen vorbereitet)
- 900 ml Gemüsebrühe
- 50g Mandelmus (Reformhaus)
- 60g Zwiebeln (geschält und fein gewürfelt)
- ½ Teelöffel Paprikapulver (rosenscharf)
- 40g Haferkleie
- ¼ Teelöffel Muskatnuss (frisch gerieben)
- 15 ml Olivenöl

Zubereitung:

In einem großen Topf Öl erhitzen und die fein gehackten Zwiebeln andünsten, den Brokkoli hinzufügen und mit andünsten. Die Gemüsebrühe hinzufügen und das Ganze ablöschen, die Haferkleie unterrühren und 10 Minuten köcheln lassen. Mit einem Stabmixer pürieren, Mandelmus, Gewürze, Salz und Pfeffer einrühren, nochmals abschmecken und servieren.

Nährwerte pro Portion: 395 kcal, 24 g Fett, 24 g Kohlenhydrate, 15 g Eiwei

HÄHNCHENBRUST MIT CHAMPIGNONS

Zutaten für 4 Portionen:

- 600g Champignons
- 800g Hähnchenbrustfilet
- 100 ml fettarme Milch
- 200 ml Hühnerbrühe
- 2 rote Zwiebeln
- 3 Knoblauchzehen
- 2 EL ÖL
- Salz, Pfeffer
- Paprikapulver

Zubereitung:

Die Champignons putzen und in Scheiben schneiden, den Knoblauch und die Zwiebeln schälen und fein hacken. In einer Pfanne Öl erhitzen und die Filets scharf anbraten, Zwiebeln und Knoblauch hinzufügen und mit andünsten. Champignons dazugeben und ebenfalls kurz andünsten. Mit der Milch und der Hühnerbrühe ablöschen und kurz aufkochen lassen. Mit den Gewürzen abschmecken.

Nährwerte pro Portion: 350 kcal, 12 g Fett, 7 g Kohlenhydrate, 52 g Eiweiß

GEMISCHTER SALAT MIT HÄHNCHENBRUST

Zutaten für 2 Portionen:

- 400g Hähnchenbrustfilet
- 100g Eisbergsalat
- 100g Salatgurke
- 100g Tomaten
- 1 gelbe Paprika
- 1 rote Paprika
- Salz und Pfeffer
- 2 EL Öl
- 2 EL Essig
- 1 EL Öl für das Anbraten des Fleischs

Zubereitung:

Das Gemüse waschen und in Stücke schneiden. Mit Essig und Öl ein Dressing bereiten. Das Hähnchenbrustfilet in Stücke schneiden und in einer Pfanne mit Öl anbraten. Salat mit dem Gemüse und dem Hähnchen anrichten und mit dem Dressing beträufeln.

Nährwerte pro Portion: 415 kcal, 17 g Fett, 14 g Kohlenhydrate, 49 g Eiweiß

ZUCCHINI-NUDELN ALA CARBONARA

Zutaten für 2 Portionen:

- 2 Zwiebeln, mittelgroß
- 3 Zucchini, mittelgroß
- 2 Eier
- 100 g Schinken, mager
- 1/8 l Gemüsebrühe
- 4 EL Parmesan, gerieben
- Salz, Pfeffer
- 2 EL Olivenöl

Zubereitung:

Die Zucchini mit einem Spiralschneider zu Spaghetti verarbeiten. Die Zwiebel schälen und fein hacken, den Schinken würfeln. Das Öl in einer Pfanne erhitzen und die Zwiebeln hinzugeben und anbraten, die Schinkenwürfel ebenfalls hinzufügen und kurz mitbraten. Das Ganze mit Gemüsebrühe ablöschen, Zucchini-Spaghetti hinzugeben und 5 Minuten köcheln lassen. In einer kleinen Schüssel die Eier verquirlen, den Parmesan hinzufügen und mit Salz und Pfeffer kräftig würzen. Das Gemisch ganz kurz unter die Spaghetti mischen und etwas stocken lassen.

Nährwerte pro Portion: 535 kcal, 40 g Fett, 17 g Kohlenhydrate, 25 g Eiweiß

HÄHNCHENBRUSTFILET MIT SPIEGELEI

Zutaten für 2 Portionen:

- 500 g Hähnchenbrustfilet
- 6 Eier
- 2 Tomaten

Zubereitung:
Die Hähnchenbrustfilets in 6 Scheiben schneiden, in einer Pfanne etwas Öl erhitzen und das Fleisch anbraten. In einer anderen Pfanne bereiten sie die Spiegeleier vor. Die Tomaten in Scheiben schneiden. Richten sie auf den Tellern jeweils ein Filet mit Tomatenscheiben und Spiegelei an und würzen das Ganze mit Salz und Pfeffer.

Nährwerte pro Portion: 521 kcal, 23 g Fett, 6 g Kohlenhydrate, 72 g Eiweiß

BROKKOLI-NUDELN MIT SAHNE

Zutaten für 2 Portionen:

- 1 Brokkoli, groß
- 2 EL Butter
- 40 ml Schlagsahne
- 4 EL Mandelblättchen
- Chili
- Salz, Pfeffer
- Zucker nach Bedarf

Zubereitung:
Die Röschen vom Brokkoli trennen und in kleine Stücke schneiden. Den Strunk mit einem Spiralschneider zu Spaghetti verarbeiten. Die Butter in einer Pfanne erhitzen und die Röschen mit den Mandeln anbraten, die Brokkoli-Spaghetti hinzufügen und kurz mit anbraten. Das Ganze mit der Sahne ablöschen und den Gewürzen abschmecken.

Nährwerte pro Portion: 321 kcal, 26 g Fett, 6 g Kohlenhydrate, 12 g Eiweiß

TOMATENSUPPE

Zutaten für 2 Portionen:

- 150 ml Hühnerbrühe
- 250 g passierte Tomaten
- 150 ml Milch
- 1 Zwiebel, geschält und geschnitten
- 50 g Crème fraîche
- 1 Schuss Süßstoff (Alternativ Agavendicksaft)
- 1 EL Basilikum, gehackt
- etwas Öl
- etwas Butter
- Salz und Pfeffer

Zubereitung:
Die Zwiebel schälen und fein hacken. In einem Topf die Butter zerlassen und die Zwiebeln anbraten. Die passierten Tomaten, Milch, Hühnerbrühe und Basilikum hinzufügen und für 20 Minuten köcheln lassen. Mit Süßstoff, Salz und Pfeffer abschmecken. Das Ganze mit einem Stabmixer cremig pürieren. In tiefen Tellern mit einem Klecks Creme Fraiche anrichten.

Nährwerte pro Portion: 224 kcal, 13 g Fett, 18 g Kohlenhydrate, 6 g Eiweiß

RINDFLEISCH SALAT NACH ÖSTERREICHER ART

Zutaten für 4 Portionen:

- Pfeffer und Meersalz
- 800 g gekochtes Rindfleisch (z.B. Tafelspitz)
- Thymianblätter
- 2 rote Zwiebeln
- 5 EL Balsamicoessig oder Bio Apfelessig
- 1 EL Kapern
- 5 EL steirisches Kürbiskernöl

Zubereitung:

Das Rindfleisch in feine Streifen schneiden und die Kapern fein hacken. Die Zwiebeln werden geschält und in Ringe geschnitten. Die Thymianblätter werden gewaschen und von den Stielen gezupft. Geben Sie das Fleisch, die Zwiebeln, die Kapern und die Thymianblätter in eine Schüssel und rühren Sie das Kürbiskernöl, den Essig, das Salz und den Pfeffer unter. Verrühren Sie alles ordentlich, damit sich alle Zutaten miteinander vermischen.

Nährwerte pro Portion: 378 kcal, 20 g Fett, 8 g Kohlenhydrate, 42 g Eiweiß

FALSCHE BANDNUDELN MIT TOMATENSAUCE

Zutaten für 1 Portion:

- Oregano
- 1 Zucchini
- Olivenöl
- 2 Tomaten
- Salz und Pfeffer
- 2 EL Wasser
- 2 TL Frischkäse
- 3 EL Tomatenmark

Zubereitung:

Waschen Sie als erstes die Zucchini und schneiden Sie diese in feine Streifen. Hierfür eignet sich ein Sparschäler besonders gut. Waschen Sie die Tomaten, entfernen Sie den Strunk und schneiden Sie diese in kleine Würfel. Lassen Sie das Olivenöl in einer Pfanne heiß werden und geben Sie die Zucchinistreifen hinzu. Lassen Sie diese für ca. 5 Minuten anbraten und mischen Sie anschließend die Tomatenwürfel unter und geben Sie etwas Wasser hinzu. Zum Schluss heben Sie noch das Tomatenmark und den Frischkäse in die Pfanne und schmecken alles mit den Gewürzen ab. Lassen Sie alles für weitere 5 Minuten leicht köcheln. Danach können die falschen Spagetti serviert werden.

Nährwerte pro Portion: 242 kcal, 19 g Fett, 11 g Kohlenhydrate, 5 g Eiweiß

DESSERTS

KLASSISCHE LOW CARB MUFFINS

Zutaten für 12 Muffins:

- 1 kg Magerquark
- 4 Eier
- 150 g gemahlene Mandeln
- 80 g Flohsamenschalen
- 2 Päckchen Backpulver
- eine Prise Salz

Zubereitung:

Geben Sie Quark, Eier und Backpulver in eine Schüssel und vermischen Sie alles mit einem Mixer bis Sie eine glatte Masse erhalten. Fügen Sie die restlichen Zutaten hinzu und verquirlen Sie alles auf höchster Stufe für mindestens 3 Minuten. Heizen Sie den Backofen auf 180 Grad vor. Geben Sie den fertigen Teig mit Hilfe von zwei Esslöffeln in gefettete Muffinformen, so dass sich alles gleichmäßig verteilt. Für 15-20 Minuten werden die Muffins auf der mittleren Schiene gebacken. Überprüfen Sie mit einem Holzstäbchen, ob die Muffins Teigrückstände hinterlassen. Besonders warm serviert schmecken sie vorzüglich!

Nährwerte pro Portion: 183 kcal, 12 g Fett, 4 g Kohlenhydrate, 13 g Eiweiß

ERFRISCHENDES ZITRONENMOUSSE

Zutaten für 4 Portionen:

- 3 Eiweiße
- Pfefferminzblätter zum Garnieren
- 50 g Magerquark
- Süßstoff (Stevia oder Xucker) nach Bedarf
- 5 Blätter weiße Gelatine
- 400 ml fettarme Schlagsahne
- Eine Prise Salz
- 1 Zitrone

Zubereitung:

Weichen Sie zunächst die Gelatine nach Packungsanweisung ein. Waschen Sie anschließend die Zitrone und reiben die Schale ab. Nun können Sie den Saft der Zitrone auspressen und zusammen mit dem Quark, dem Zucker und dem Zitronenabrieb in eine Schale geben und gut vermischen. Erhitzen Sie anschließend die eingeweichte Gelatine mit ca. 5 EL Wasser in einem Topf. Geben Sie 2 Esslöffel des Quarks zu der Gelatine in den Topf und nehmen diesen vom Herd. Heben Sie die Gelatine zügig unter den restlichen Quark und stellen diesen zur Seite. Schlagen Sie die Eiweiße mit etwas Salz steif und heben auch diese unter die Quarkmasse, bis sie schön cremig ist. Lassen Sie die Creme für ca. 2 Stunden im Kühlschrank ruhen und schlagen Sie anschließend die Sahne steif. Diese wird ebenfalls unter die Masse gehoben. Teilen Sie diese danach auf vier Dessertgläser auf und lassen Sie die fertige Mousse über Nacht im Kühlschrank auskühlen. Garnieren Sie die Schälchen vor dem Servieren mit den Minzblättchen.

Nährwerte pro Portion: 272 kcal, 26 g Fett, 4 g Kohlenhydrate, 7 g Eiweiß

KARIBISCHES LIMETTEN - KOKOS PARFAIT

Zutaten für 8 Portionen:

- 150 g Kokosraspeln
- 3 Eigelb
- Stevia nach Bedarf
- 1 1/2 Becher fettarme Sahne
- 2 abgeriebene Limetten
- Limettensaft von 2 Limetten

Zubereitung:

Reiben Sie die Limettenschale zuerst mit einem feinen Küchenhobel ab. Trennen Sie anschließend Eigelb und Eiklar voneinander und schlagen Sie die Eigelbe mit der Limettenschale mit Hilfe eines Schneebesens schaumig. Pressen Sie die übrigen Limetten und geben Sie den Saft zu den Eigelben. Anschließend können Sie die Sahne steif schlagen und die Kokosraspeln vorsichtig unter die Eier heben. Danach rühren Sie die Eigelbe unter die Sahne. Füllen Sie die Masse in eine mit Frischhaltefolie ausgelegte Kastenform und streichen diese mit einem Löffel glatt. Umwickeln Sie das Ganze mit einer doppelten Lage Frischhaltefolie und stellen Sie die Form für mindestens vier Stunden in den Gefrierschrank. Nach Ablauf der Zeit können Sie das Parfait am besten mit einem heißen Messer portionieren und servieren.

Nährwerte pro Portion: 243 kcal, 24 g Fett, 3 g Kohlenhydrate, 3 g Eiweiß

LOW-CARB QUARKMUFFINS

Zutaten für 12 Muffins:

- 2 Eier
- 250 g Quark
- 50 g Eiweißpulver
- 2 1/2 TL Xylit
- 1 Pck. Backpulver
- 50 g gemahlene Mandeln

Zubereitung:

Heizen Sie Ihren Ofen auf 150 Grad vor und verrühren Sie die Eier mit dem Quark bis Sie eine cremige Konsistenz erhalten. Mischen Sie in einer zweiten Schüssel die gemahlenen Mandeln mit dem Backpulver, dem Xylit und dem Eiweißpulver. Fügen Sie anschließend die Quarkmasse hinzu und rühren Sie solange bis ein glatter Teig entsteht. Geben Sie die Masse in vorgefettete Muffinförmchen und backen Sie diese für 45 Minuten im Ofen.

Nährwerte pro Portion: 68 kcal, 3 g Fett, 1 g Kohlenhydrate, 8 g Eiweiß

KNUSPRIGE SCHOKO-HÄPPCHEN

Zutaten:

- 2 EL Eiweißpulver (Schokoladengeschmack)
- 200 g Zartbitterschokolade

Nach eigenem Belieben:

- 3 EL gehobelte Mandeln
- 3 EL Salatkerne
- 5 EL Kokoschips

Zubereitung:

Legen Sie ein Backblech mit Backpapier aus und stellen dieses zur Seite. Schmelzen Sie anschließend die Bitterschokolade in einem Wasserbad und rühren Sie das Eiweißpulver unter, sobald die Schokolade geschmolzen ist. Jetzt können Sie nach eigenem Belieben weitere Zutaten, wie Kerne oder Mandeln hinzufügen bis Sie eine schöne Masse erhalten. Portionieren Sie die Happen mit Hilfe eines Löffels und geben Sie diese auf das Backblech. Sobald Sie die gesamte Masse aufgebraucht haben, stellen Sie das Blech in den Kühlschrank oder an einen anderen Kühlen Ort, damit alles fest werden kann. Sobald die Häppchen hart geworden sind, können Sie genossen werden.

Nährwerte pro Blech: 1684 kcal, 113 g Fett, 119 g Kohlenhydrate, 35 g Eiweiß

SCHOKO-KOKOS-HÄPPCHEN

Zutaten für 20 Stück:

- 3 EL Honig
- 400-600 g Zartbitterschokolade
- 150 g Kokosraspeln
- 20 g Kokoscreme
- 6 EL Kokosöl
- 1,5 TL Vanilleextrakt
- Salz

Zubereitung:

Legen Sie zuerst eine Auflaufform mit Backpapier aus und stellen diese zur Seite. Schmelzen Sie die Kokoscreme in einem Wasserbad und halten Sie dabei das Glas geschlossen. Das Kokosöl können Sie auf ähnliche Weise schmelzen um es flüssig zu bekommen. Wenn beide Zutaten die gewünschte Konsistenz erreicht haben, mischen Sie es mit dem Honig, einer Prise Salz und dem Vanilleextrakt. Die Kokosraspeln unterheben. Sie können noch etwas Wasser hinzufügen, falls die Füllung zu hart sein sollte. Jetzt füllen sie die Masse in eine Auflaufform und streichen diese glatt, stellen sie diese für mindestens 1 Stunde in den Kühlschrank um die Masse zu erhärten. Jetzt kann die Schokolade geschmolzen werden. Stürzen sie die hartgewordene Masse über einem Schneidebrettchen und schneiden diese in gleichgroße Stücke. Nehmen sie jedes Stückchen und tauchen es in die Schokolade, legen sie Backpapier auf einem Backblech aus und legen die zuvor eingetauchten Stücke auf dem Backpapier aus und lassen die Schokolade hart werden. Fertig ist der grandiose Snack, perfekt für alle Zuckermäulchen!

Nährwerte pro Portion: 230 kcal, 15 g Fett, 19 g Kohlenhydrate, 3 g Eiweiß

MARMORKUCHEN MIT QUARK

Zutaten:

- 200 g gemahlene Mandeln
- 6 Eier, 1/2 TL Kakaopulver
- 200 g Sahne, 250 g Quark
- 1 TL Speisestärke
- Etwas Salz
- 50 g Butter
- 100 g Xylit

Zubereitung:

Heizen Sie zunächst Ihren Backofen auf 165 Grad Umluft vor. Trennen Sie danach die Eier und schlagen Sie das Eiweiß mit einer Prise Salz steif und stellen es zur Seite. Schlagen Sie das Eigelb mit der Butter und dem Xylit schaumig. Fügen Sie anschließend das Backpulver, die Speisestärke, die Mandeln und den Quark hinzu und verrühren Sie alles gut miteinander. Jetzt können Sie den Eischnee vorsichtig unter den Teig heben. Teilen Sie diesen danach in zwei gleiche Teile. In eine Teighälfte rühren Sie das Kakaopulver. Geben Sie zunächst die helle Teigmasse in eine gut eingefettete Kuchenform. Die Masse mit dem Kakao verteilen Sie darüber. Mischen Sie nun mit Hilfe einer Gabel in kreisenden Bewegungen die Teige miteinander, so dass Sie ein Marmormuster erhalten. Backen Sie den Kuchen für 40 Minuten im Ofen und servieren Sie ihn nach dem Auskühlen mit steif geschlagener Sahne.

Nährwerte pro Kuchen: 2972 kcal, 236 g Fett, 37 g Kohlenhydrate, 104 g Eiweiß

APFELKUCHEN MIT MOHN

Zutaten:

- 6 Eidotter
- 250 g gemahlener Mohn
- 6 Eiklar
- 180 g weiche Butter
- 80 g Süße nach Wahl
- 2 cl 38% Rum
- Zimt
- Schale einer Zitrone
- Eine Prise Salz

Zubereitung:

Schlagen Sie zuerst aus den 6 Eiklar und etwas Salz einen Eischnee. Anschließend geben Sie alle restlichen Zutaten in eine Schüssel und verrühren Sie diese zu einem glatten Teig. Heben Sie danach vorsichtig den Eischnee unter. Geben Sie den Teig in eine gut ausgefettete Kuchen- oder Tortenform. Nun geben Sie den Kuchen für 60 Minuten bei 180 Grad Umluft in Ihren Ofen. Kontrollieren Sie nach ca. 50 Minuten mit Hilfe eines Zahnstochers, ob Teig kleben bleibt. Wenn Sie keine Rückstände erkennen, ist der Kuchen fertig und er kann nach dem Auskühlen verzehrt werden.

Nährwerte pro Kuchen: 3225 kcal, 292 g Fett, 14 g Kohlenhydrate, 94 g Eiweiß

NUSSIGE POWER-KUGELN

Zutaten für 30 Stück:

- 100 g gegarte Maronen
- 15 g gepuffter Quinoa
- 2 EL Tahin
- 1 EL stark entöltes Kakaopulver
- 50 g Walnusskerne
- 15 g Mandel- oder Kürbiskernmehl
- 100 g getrocknete Datteln

Zubereitung:
Zerkleinern Sie zuerst grob die Datteln, die Maronen und die Walnusskerne und pürieren Sie diese anschließend zusammen mit der Sesampaste, dem Mehl und dem Kakaopulver in einem Mixer. Verteilen Sie den gepufften Quinoa auf einem Teller. Nun können Sie mithilfe von zwei Teelöffeln jeweils eine kleine Menge der Masse zu einer kleinen Kugel formen. Diese panieren Sie mit dem Quinoa bis der Teig aufgebraucht ist. Bewahren Sie die Kugeln im Kühlschrank auf.

Nährwerte pro Portion: 30 kcal, 1 g Fett, 4 g Kohlenhydrate, 1 g Eiweiß

MOUSSE Á LA VANILLE

Zutaten für 8 Portionen:

- 1 Vanilleschote
- 300 ml fettarme Sahne
- 100 g Xucker
- 4 Eigelb
- 4 - 6 Blätter Gelatine
- 200 ml Milch (1,5% Fett)

Zubereitung:
Weichen Sie zuerst die Gelatine nach Packungsanweisung ein und kratzen Sie das Mark der Vanilleschote aus. Geben Sie das Mark, den Rest der Vanilleschote mit dem Xucker und der Milch zusammen in einen kleinen Topf. Lassen Sie die Milch leicht aufkochen und lassen Sie diese anschließend für ca. 10 Minuten ziehen, um den Vanillegeschmack zu intensivieren. Entfernen Sie anschließend die Vanilleschote. Geben Sie die Eigelbe in ein Wasserbad und schlagen Sie diese mit einem Schneebesen schaumig. Geben Sie die Vanillemilch hinzu und verrühren Sie alles gut miteinander. Heben Sie die Gelatine vorsichtig unter und stellen Sie die Masse zum Auskühlen zur Seite. Schlagen Sie die Sahne steif und vermischen Sie diese mit der gelierten Creme. Verteilen Sie alles in Dessertgläser oder in einer großen Glasschüssel und lassen Sie die Creme für mindestens 3 Stunden im Kühlschrank erkalten.

Nährwerte pro Portion: 171 kcal, 13 g Fett, 2 g Kohlenhydrate, 3 g Eiweiß

JOGHURT-MOUSSE MIT LIMETTEN UND HIMBEEREN

Zutaten für 4 Portionen:

- etwas Melisse
- 250 g Himbeeren
- Süßstoff nach Belieben
- 6 Blätter weiße Gelatine
- 1 Limette
- 200 g fettarme Sahne
- 1 Pck. Vanillezucker
- 300 g Joghurt

Zubereitung:

Lassen Sie die Gelatine nach Packungsanweisung gut einweichen. Währenddessen können Sie die Schale der Limette mit einem Küchenhobel abreiben und den Saft auspressen. Geben Sie den Limettensaft und die Limettenschale zusammen mit dem Joghurt, 4 EL Zucker und dem Vanillezucker in eine Schüssel und verrühren Sie alles zu einer cremigen Masse. Anschließend können Sie die aufgelöste Gelatine in die Joghurt-Masse geben und zügig umrühren, so dass sich alles gleichmäßig verteilt. Stellen Sie die Creme in den Kühlschrank um sie fest werden zulassen. Schlagen Sie nun die Sahne steif und heben Sie sie vorsichtig unter die Creme. Nun kommt die Masse nochmals für mindestens 4 Stunden in den Kühlschrank. In der Zeit können Sie den restlichen Zucker mit den Himbeeren zu einer Soße pürieren, welche Sie anschließend ebenfalls kaltstellen. Formen Sie zum Schluss mithilfe von zwei Löffeln Nocken aus der Creme und richten Sie diese auf Dessert-Tellern an. Verteilen Sie das Himbeerpüree darum und garnieren Sie das Mousse mit den Melissenblättern.

Nährwerte pro Kuchen: 200 kcal, 14 g Fett, 10 g Kohlenhydrate, 5 g Eiweiß

TROPISCHER OBSTSALAT MIT KOKOSRASPELN

Zutaten für 4 Portionen:

- 1/2 mittelgroße Wassermelone
- 1 Papaya
- 2 Kiwis
- 7 EL Bio-Kokosraspeln
- Saft aus 1/2 Zitrone
- 1/2 Ananas

Zubereitung:

Schälen Sie zunächst die Wassermelone und die Ananas und schneiden Sie das Fruchtfleisch in mundgerechte Stücke. Waschen und entkernen Sie die Papaya und schälen Sie diese ebenfalls mit den Kiwis. Schneiden Sie sie in dünne Scheiben und pressen Sie den Saft aus der Zitrone. Vermengen Sie nun das Obst miteinander und übergießen Sie es mit dem frisch gepressten Zitronensaft. Lassen Sie den Obstsalat für 10 Minuten ziehen. Für den extra Frische-Kick stellen Sie das Obst in den Kühlschrank um ihn kalt zu genießen. Zum Schluss geben Sie die Kokosraspel über Ihren Salat und heben diese vorsichtig unter. Ein Idealer Genuss an heißen Sommertagen.

Nährwerte pro Portion: 135 kcal, 6 g Fett, 17 g Kohlenhydrate, 2 g Eiweiß

VANILLE - HIMBEER - WÖLKCHEN

Zutaten für 4 Portionen:

- 75 g gehackte Pistazien
- 300 g Joghurt (1,5% Fett)
- 2 Pck. Vanillezucker
- 2 Pck. roter Tortenguss
- 500 ml Milch (1,5% Fett)
- 1 Pck. Vanillepuddingpulver
- Stevia nach Bedarf
- 500 g frische Himbeeren

Zubereitung:

Kochen Sie zunächst den Vanillepudding mit der fettreduzierten Milch und 2 EL des Stevias nach der Packungsanweisung und rühren Sie anschließend die gehackten Pistazien in den noch heißen Pudding. Nun verteilen Sie den Pudding auf vier Dessert-Gläser und lassen diesen auskühlen. Waschen Sie die Himbeeren und verteilen Sie sie gleichmäßig auf dem Pudding. Bereiten Sie den Tortenguss mit dem restlichen Stevia nach Packungsanweisung zu und geben Sie diesen anschließend über die Himbeeren. Rühren Sie den Joghurt mit etwas Wasser, dem Vanillezucker und ggf. noch etwas Stevia zu einer cremigen Masse. Zu guter Letzt verteilen Sie diese als Topping auf die Dessertgläser und stellen Sie alles für mindestens 3 Stunden in den Kühlschrank.

Nährwerte pro Kuchen: 345 kcal, 13 g Fett, 39 g Kohlenhydrate, 13 g Eiweiß

BERRY - POWER - MUFFINS

Zutaten für 12 Muffins:

- 130 g Proteinpulver mit Vanillegeschmack
- 200 g Magerquark
- 1 Vanilleschote oder Vanillearoma
- 3 TL Backpulver
- 100 g Butter
- Süßstoff nach Bedarf
- 4 Eier
- 250 g Beeren

Zubereitung:

Heizen Sie zunächst Ihren Backofen auf 200 Grad Ober- und Unterhitze, oder auf 180 Grad Umluft vor. Fetten Sie die Muffinförmchen ein oder stellen Sie sich Einwegförmchen bereit. Nun geben Sie den Quark, die weiche Butter und die Eier in eine Rührschüssel und vermengen die Zutaten mit einem elektrischen Mixer für ca. 3 Minuten zu einem glatten Teig. Fügen Sie das Proteinpulver hinzu, kratzen Sie das Mark aus der Vanilleschote und rühren Sie es zusammen mit dem Backpulver unter den Teig. Schmecken Sie nach Belieben mit dem Süßstoff ab und rühren Sie die Beeren unter die Masse. Mithilfe von zwei Esslöffeln lässt sich der Teig am besten in die Muffinförmchen füllen. Stellen Sie diese für ca. 15 Minuten auf die mittlere Schiene Ihres vorgeheizten Backofens. Nach der Backzeit können Sie mit einem Holzstäbchen überprüfen, ob noch Teig haften bleibt. Sind keine Rückstände zu sehen sind die Muffins fertig und können nach dem Auskühlen genossen werden.

Nährwerte pro Portion: 151 kcal, 10 g Fett, 5 g Kohlenhydrate, 9 g Eiweiß

POWER - OBSTSALAT

Zutaten für 2 Portionen:

- 250 g frisches Obst
- 100 g körniger Frischkäse
- 1 TL gehackte Pistazien
- 100 g Magerquark (Max. 10% Fett)
- 2 TL Honig

Zubereitung:

Verrühren Sie zuerst den Magerquark mit dem körnigen Frischkäse und dem Honig und stellen Sie diese Mischung in den Kühlschrank. Waschen und schälen Sie die Früchte und schneiden Sie diese in mundgerechte Stücke. Nun heben Sie die Früchte unter die Quark-Frischkäse-Creme und stellen Sie sie nochmals für 15 Minuten zum Ziehen in den Kühlschrank. Zum Schluss verrühren Sie nochmals alles gut miteinander und streuen die gehackten Pistazien darüber.

Nährwerte pro Portion: 253 kcal, 5 g Fett, 37 g Kohlenhydrate, 14 g Eiweiß

SCHOKO-NUSS-BROWNIES

Zutaten für 8 - 10 Brownies:

- 2 TL Backpulver
- 20 g entölter Kakao
- 30 g Walnüsse (grob gehackt)
- 45 g Butter
- 1 Vanilleschote
- 2 Eigelb
- 100 g gemahlene Mandeln
- 3 Eiweiß
- 30 g Zartbitterschokolade
- 1 EL Süßstoff (flüssig)
- 30 g Sojamehl
- 1 Prise Salz
- 175 ml 1,5% Milch

Zubereitung:

Heizen Sie zuerst den Backofen auf 175 Grad vor. Die Walnüsse vorsichtig in einer Pfanne anrösten und danach gut abkühlen lassen. Schmelzen Sie die Butter zusammen mit der Zartbitterschokolade in einem kleinen Topf und verrühren Sie beides gut miteinander. Wenn die gewünschte Konsistenz erreicht ist, stellen Sie den Topf beiseite. Geben Sie nun das Backpulver, die Milch, 2 Eigelb, den Süßstoff und das Mark einer Vanilleschote zusammen mit dem Kakao, dem Sojamehl und den gemahlenen Mandeln in eine Schüssel und verquirlen Sie alles gut mit einem elektrischen Mixer. Fügen Sie nun die Schokoladen-Buttermischung hinzu und verrühren Sie alles gut miteinander, bis eine cremige Masse entsteht. Schlagen Sie anschließend das Eiweiß mit etwas Salz steif und heben Sie den Eischnee zusammen mit den gerösteten Walnüssen vorsichtig unter den Teig. Geben Sie den Teig in eine vorgefettete Brownieform. Backen Sie die Brownies für ca. 20-25 Minuten im vorgeheizten Ofen. Prüfen Sie mit einem Holzstäbchen ob noch Teigrückstände anhaften, wenn dies nicht der Fall ist, sind die Brownies fertig.

Nährwerte pro Portion: 179 kcal, 14 g Fett, 4 g Kohlenhydrate, 7 g Eiweiß

APPLE PIE MIT CRANBERRYS

Zutaten für eine Springform:

- 1 EL getrocknete Cranberrys
- 1 EL Mandelblätter
- 2 große Äpfel
- 1 EL Vanille- Puddingpulver
- 1 Vanilleschote
- 75 g Kokosöl
- 25 g teilentöltes Mandelmehl
- 1 Vanilleschote
- 1 TL Backpulver
- 65 g Xylit
- 3 Eier
- 75 g gemahlene Mandeln
- 1 Vanilleschote

Zubereitung:

Legen Sie zunächst eine Springform mit Backpapier aus und heizen Sie den Backofen auf 175 Grad Umluft vor. Kratzen Sie das Mark aus einer Vanilleschote und geben Sie es zusammen mit der Milch, den Eiern, dem Xylit und dem Kokosöl in eine Schüssel. Schlagen Sie die Masse schaumig und fügen Sie anschließend die gemahlenen Mandeln, das Mandelmehl, das Back- und das Puddingpulver hinzu. Vermengen Sie alles gut miteinander bis sie einen cremigen Teig erhalten. Geben Sie den Teig in die Springform und stellen Sie diese beiseite. Nun können Sie die Äpfel waschen und entkernen und anschließend in dünne Scheiben schneiden. Verteilen Sie diese kreisförmig und dicht aneinander auf dem Teig in der Springform. Verteilen Sie die Mandelblätter darüber und geben Sie den Kuchen für 40 Minuten in den Backofen. Legen Sie 10 Minuten vor Ablauf der Backzeit etwas Backpapier über die Form, so dass die Mandeln nicht zu dunkel werden. Lassen Sie den Kuchen gut abkühlen bevor Sie ihn anschneiden und mit frisch geschlagener Sahne genießen.

Nährwerte pro Portion: 1858 kcal, 135 g Fett, 63 g Kohlenhydrate, 47 g Eiweiß

MASCARPONETRAUM MIT MANGO

Zutaten für 8 Portionen:

- 500 g Magerquark
- 2 Spritzer Süßstoff nach Bedarf
- 300 g Joghurt (1,5% Fett)
- 1 Pck. Vanillezucker
- 250 g fettarme Mascarpone
- 1 reife Mango
- 2 EL Schokoladenraspeln aus Bitterschokolade

Zubereitung:

Verrühren Sie zunächst die Mascarpone mit dem Magerquark zu einer cremigen Masse. Heben Sie im Anschluss den Vanillezucker und die Schokoraspeln unter die Masse und schmecken Sie diese mit dem Süßstoff ab. Nun schälen Sie die Mango und schneiden sie in kleine, mundgerechte Stücke oder dünne Scheiben. Geben Sie die Joghurt-Quark-Masse in Dessertgläschen und verteilen Sie die Mangostücke darüber. Stellen Sie die Gläschen für mindestens 1 Stunde in den Kühlschrank, bevor Sie diese servieren und genießen können.

Nährwerte pro Kuchen: 183 kcal, 11 g Fett, 11 g Kohlenhydrate, 11 g Eiweiß

KIRSCH - MUFFINS MIT FRISCHKÄSE

Zutaten für 12 Muffins:

- 24 Kirschen
- 90 g Eiweißpulver (Geschmackssorte ist frei wählbar)
- 100 g neutraler Frischkäse (0,2% Fett)
- 1 TL Honig
- 4 Eier

Zubereitung:

Heizen Sie zunächst Ihren Backofen auf 150 Grad Ober- und Unterhitze vor. Trennen Sie die Eier und schlagen Sie das Eiweiß steif. Das Eigelb können Sie zusammen mit dem Frischkäse und dem Eiweißpulver mit einem Mixer gut verquirlen. Heben Sie nun vorsichtig den Eischnee unter die Masse und geben Sie anschließend den Honig dazu. Geben Sie den fertigen Teig mithilfe von zwei Esslöffeln in Papierförmchen oder eine gut vorgefettete Muffinform. Drücken Sie zum Schluss jeweils zwei Kirschen bis zur Hälfte in den Teig um die Muffins damit zu füllen. Backen Sie diese nun für 25-30 Minuten auf der mittleren Schiene Ihres Backofens. Nach 25 Minuten können Sie mit einem Holzstäbchen überprüfen, ob die Muffins fertig sind. Wenn kein Teig haften bleibt, sind sie fertig und können nach dem Auskühlen genossen werden. Anstatt der Kirschen können Sie selbstverständlich auch anderes Obst verwenden.

Nährwerte pro Portion: 73 kcal, 3 g Fett, 6 g Kohlenhydrate, 6 g Eiweiß

HIMBEER - SAHNE - TRAUM

Zutaten für 3 Portionen:

- 2 1/2 Tassen Himbeeren
- 200 ml Sahne
- 1 1/2 TL Vanilleextrakt
- Flüssigsüßstoff

Zubereitung:

Schlagen Sie zunächst die Sahne schön steif und fügen dieser etwas Süßstoff nach Belieben und das Vanilleextrakt hinzu. Die Himbeeren können Sie anschließend gut waschen und trocken tupfen. Pürieren Sie davon 2 Tassen mit einem Stabmixer, so dass Sie eine sämige Soße erhalten. Stellen Sie die übrigen Himbeeren beiseite und heben Sie das gewonnene Himbeerpüree langsam und vorsichtig unter die steif geschlagene Sahne. Streichen Sie die Masse glatt und dekorieren Sie diese mit den übrigen Himbeeren. Wahrlich ein Traum!

Nährwerte pro Portion: 210 kcal, 17 g Fett, 8 g Kohlenhydrate, 3 g Eiweiß

VEGANE KAFFEECREME

Zutaten für 2 Portionen:

- 1 Msp. Nelkenpulver
- 1 TL Vanillemark
- 3 EL Instant-Kaffeepulver
- 2 TL Zimt
- Etwas Sojasahne
- 300 g ungesüßter Sojaquark
- 4 EL Sojamilch
- Etwas ungesüßtes Kakaopulver
- 45 g Streusüße mit Stevia
- 1 Msp. Kardamompulver

Zubereitung:

Erhitzen Sie zunächst die Sojamilch mit dem Stevia und dem Kaffeepulver in einem kleinen Topf, bis sich der Kaffee vollständig aufgelöst hat. Nun geben Sie die Milch in eine Schüssel und heben dieser den Sojaquark unter, so dass Sie eine cremige Masse erhalten. Fügen Sie anschließend das Vanillemark, den Zimt, das Kardamom- und das Nelkenpulver unter ständigem Rühren hinzu. Schmecken Sie alles mit etwas Stevia ab und stellen Sie die Masse für ca. 2 Stunden in den Kühlschrank. Richten Sie die Creme vor dem Servieren mit etwas ungesüßtem Kakaopulver und der Sojasahne an.

Nährwerte pro Portion: 157 kcal, 7 g Fett, 7 g Kohlenhydrate, 16 g Eiweiß

LOW-CARB KEKSTEIG Á LA COOKIE DOUGH

Zutaten für 2 Portionen:

- etwa 100 ml Wasser
- 1 TL Vanille
- 30 g Haferflocken
- 50 g Kokosblütensirup
- 30 g Kakaonibs
- 20 g gemahlene Mandeln
- 270 g Kichererbsen (Dose, Abtropfgewicht)
- 1 Prise Salz

Zubereitung:

Geben Sie zunächst die Haferflocken mit den gemahlenen Mandeln, der Vanille und dem Salz in einen Mixer. Spülen Sie die Kichererbsen unter fließendem Wasser ab und lassen Sie diese gut abtropfen. Geben Sie die Kichererbsen zusammen mit einem guten Schuss Wasser und dem Kokosblütensirup zu der Mischung in den Mixer und vermengen Sie alles zu einem cremigen Teig. Wenn die gewünschte Konsistenz erreicht ist geben Sie alles in eine Schüssel und heben Sie die Kakaonibs unter den Teig.

Nährwerte pro Kuchen: 433 kcal, 14 g Fett, 60 g Kohlenhydrate, 12 g Eiweiß

SCHOKO-DINKELKEKSE MIT MANDELN

Zutaten für 50 Kekse:

- 1/2 TL Zimt
- 2 große Eier
- 100 g Zartbitterschokolade (75% Kakaoanteil)
- 60 g entöltes Mandelmehl
- 30 g Butter
- 1 TL Dinkelkleie
- 40 g Dinkelvollkornmehl
- 120 g Xylit
- 1 TL Chiasamen
- 1 TL Backpulver

Zubereitung:

Heizen Sie zuerst den Backofen auf 160 Grad Umluft vor. Währenddessen schlagen Sie die weiche Butter mit dem Xylit schaumig und geben Sie anschließend die Eier dazu. Stellen Sie sicher, dass Sie alles gut miteinander verrühren. Vermengen Sie nun die Mehle gemeinsam mit der Dinkelkleie, dem Backpulver, dem Zimt, dem Kakaopulver und den Chiasamen und rühren Sie diese Mischung unter die Butter-Ei-Masse. Strecken Sie den Teig gegebenenfalls mit etwas warmen Wasser. Hacken Sie die Schokolade klein und heben Sie diese dem Teig unter. Jetzt können Sie auf einem mit Backpapier ausgelegten Backblech kleine Portionen des Teiges verteilen. Am besten gelingt dies mithilfe von zwei Teelöffeln. Achten Sie auf den Abstand zwischen den Keksen, da diese während des Backens noch etwas aufgehen. Lassen Sie die Kekse für 10-15 Minuten im Ofen und lassen Sie sie anschließend gut auskühlen.

Nährwerte pro Portion: 32 kcal, 2 g Fett, 2 g Kohlenhydrate, 2 g Eiweiß

ERFRISCHENDES BEEREN-EIS

Zutaten für 4 Portionen:

- 250 ml Pflanzenmilch nach Belieben
- 700 g Beeren
- 2-3 Stängel frische Minze
- 2 TL Bourbon-Vanille / Vanilleschote

Zubereitung:

Beachten Sie, dass die Beeren mindestens 5 Stunden vor der Zubereitung der Eiscreme gewaschen und trocken getupft werden sollten. Stellen Sie 50 g der Beeren kalt. Die restlichen Beeren können Sie vierteln und einfrieren. Wenn Sie die Beeren mindestens 5 Stunden im Gefrierfach hatten können Sie diese herausnehmen und ca. 5 Minuten antauen lassen. Währenddessen kratzen Sie das Mark aus einer Vanilleschote und geben dieses zusammen mit der Pflanzenmilch und den angetauten Beeren in einen Mixer. Mixen Sie alles gut durch, bis Sie eine homogene Masse erhalten. Drücken Sie gegebenenfalls die Masse mit einem Löffel runter um alles gut durch zu mischen. Geben Sie nun das Eis in eine Schüssel, welche Sie ins Gefrierfach stellen können. Vor dem Servieren garnieren Sie Ihr Eis mit den Minzblättern und den gekühlten Beeren. Einfach köstlich.

Nährwerte pro Portion: 114 kcal, 1 g Fett, 18 g Kohlenhydrate, 2 g Eiweiß

HIMBEER - JOGHURT SCHICHTDESSERT

Zutaten für 2-3 Portionen:

- 500 g griechischer Joghurt
- 6 kleine Baiser Tuffs
- 1 - 2 Limetten
- 1 Pck. Vanillezucker
- 300 g Himbeeren

Zubereitung:

Geben Sie zunächst den griechischen Joghurt in eine Schüssel und verrühren Sie ihn mit dem Vanillezucker. Nun pressen Sie die Limetten aus und mischen ca. ¾ des Saftes mit in die Schüssel. Rühren Sie nochmals alles gut um und stellen Sie den Joghurt anschließend für ca. 30 Minuten kalt. Währenddessen können Sie die Hälfte der Himbeeren pürieren. Die andere Hälfte der Beeren heben Sie unter das Himbeerpüree. Nehmen Sie den Joghurt aus dem Kühlschrank und schichten Sie diesen abwechselnd mit den Himbeeren in Dessertgläsern. Schließen Sie oben mit einer Schicht Himbeeren ab und stellen Sie die Gläser anschließend nochmals kalt. Verteilen Sie vor dem Servieren das zerbröselte Baiser über den Himbeeren. Hier isst auch das Auge mit!

Nährwerte pro Portion: 277 kcal, 17 g Fett, 20 g Kohlenhydrate, 7 g Eiweiß

ERFRISCHENDES BEERENPARFAIT

Zutaten für 4 Personen:

Für die Grütze:

- Stevia nach Belieben
- 400 g Beerenmischung (TK oder frisch)
- 1 EL Speisestärke
- Puderzucker
- 150 ml roter Johannisbeersaft

Für das Parfait:

- 1 Vanilleschote
- 5 Eigelb
- 350 ml fettarme Schlagsahne
- 150 ml 1,5% Milch
- 80 g Xucker

Zubereitung:

Vermengen Sie zunächst die Speisestärke mit 2 EL des Johannisbeer-Saftes in einer Tasse. Geben Sie den restlichen Saft zusammen mit den Beeren und dem Xucker in einen kleinen Topf und bringen Sie die Masse langsam zum Kochen. Sobald es anfängt zu köcheln, können Sie die angerührte Speisestärke aus der Tasse in den Topf geben und alles nochmals kurz aufkochen lassen. Nehmen Sie den Topf vom Herd und geben Sie die Masse zum Abkühlen in eine Schüssel. Kratzen Sie nun das Mark aus der Vanilleschote und erhitzen Sie in einem weiteren Topf die Milch. Fügen Sie das Mark und die Schote hinzu und lassen Sie die Milch kurz aufkochen bevor Sie diese zum Durchziehen beiseitestellen. Erhitzen Sie in einem dritten Topf etwas Wasser, um die Eigelbe mit dem Zucker in einem Wasserbad schaumig zu schlagen. In diese Eigelbmasse geben Sie nun langsam die noch warme Vanillemilch. Entfernen Sie vorher die Vanilleschote und verrühren Sie alles gut miteinander. Nehmen Sie die Masse vom Herd, rühren Sie sie nochmals schaumig und lassen Sie alles erkalten. Sie können die abgekühlte Grütze nun vorsichtig durch ein Sieb passieren. Schlagen Sie die Sahne steif und vermengen Sie diese mit der Grütze. Die Ei-Milchmasse, die Sahne und die restliche Grütze werden nun gut miteinander vermischt und in eine Parfait- bzw. in eine mit Klarsichtfolie ausgelegte Kastenform gegeben. Streichen Sie die Creme glatt und decken Sie sie anschließend mit Frischhaltefolie ab. Stellen Sie die Form über Nacht in das Tiefkühlfach. Am nächsten Tag lässt sich das Parfait am besten mit einem heißen und scharfen Messer portionieren.

Nährwerte pro Portion: 455 kcal, 32 g Fett, 17 g Kohlenhydrate, 9 g Eiweiß

MANDEL - SCHOKOBERGE

Zutaten für 4 Portionen:

- 150 g Zartbitterschokolade
- 200 g Mandeln ganz

Zubereitung:

Für dieses einfache Rezept brechen Sie zunächst die Zartbitterschokolade in kleine Stücke und geben diese in eine kleine Schüssel (am besten aus Aluminium). Schmelzen Sie die Schokolade in einem Wasserbad. Sobald diese geschmolzen ist, können Sie die Mandeln hinzufügen und gut umrühren. Formen Sie auf einem mit Backpapier ausgelegten Backblech kleine Berge. Dies gelingt am besten mithilfe eines Esslöffels. Lassen Sie die Schokolade gut auskühlen und dann heißt es; genießen!

Nährwerte pro Kuchen: 523 kcal, 40 g Fett, 24 g Kohlenhydrate, 13 g Eiweiß

SCHOKOTRAUM - BROWNIES

Zutaten für 12 Portionen:

- 70 g Mandelmehl
- 1 TL Stevia gestrichen
- 40 g Kakaopulver
- 55 g Butter
- 1 Röhrchen Vanillearoma
- 150 g Süßstoff
- 2 Eier getrennt
- 30 g Zartbitterkuvertüre
- 1/2 TL Backpulver

Zubereitung:

Heizen Sie zunächst Ihren Backofen auf 170 Grad vor. In der
Zeit können Sie die Eier trennen und das Eiweiß steif schlagen. Schmelzen Sie die Butter zusammen mit der Zartbitterkuvertüre, am besten in einem Wasserbad. Verrühren Sie Schokolade und Butter sobald sie geschmolzen sind und stellen Sie diese vom Herd. Rühren Sie den Kakao unter die flüssige Schokolade und geben Sie anschließend die restlichen Zutaten hinzu. Verrühren Sie alles gut miteinander bevor Sie zuletzt den Eischnee vorsichtig unterheben. Den fertigen Teig füllen Sie nun in eine vorgefettete Browniefrom oder alternativ in eine ca. 20 cm x 20 cm große Auflaufform. Streichen Sie den Teig glatt und geben Sie ihn für ca. 20 Minuten auf der mittleren Schiene in den Backofen. Prüfen Sie nach Ablauf der Backzeit mit einem Holzstäbchen, ob noch Teig haften bleibt. Ist dies nicht der Fall sind die Brownies fertig und nach dem Auskühlen bereit zum Verzehr.

Nährwerte pro Portion: 92 kcal, 7 g Fett, 2 g Kohlenhydrate, 5 g Eiweiß

LOW - CARB RÜBLITORTE

Zutaten:

- 170 g Karotten, sehr fein geraspelt und ausgedrückt
- 90 g Butter geschmolzen
- 170 g Mandeln gemahlen
- 80 g Süße nach Wahl
- 1 Pkg. Backpulver
- 30 g Kokosmehl
- Prise Salz
- Vanille

Zubereitung:

Rühren Sie zunächst die Eier mit dem Süßstoff und den Gewürzen schaumig und geben Sie anschließend rasch alle restlichen Zutaten hinzu. Mixen Sie die Masse gut durch. Legen Sie nun eine Tortenform mit Backpapier aus und füllen Sie die Masse hinein. Backen Sie den Kuchen bei 180 Grad Umluft für ca. 45 – 60 Minuten. Sie können vor Ablauf der Backzeit mit einem Holzstäbchen überprüfen, ob der Kuchen fertig ist. Wenn er etwas abgekühlt ist, können Sie ihn nach eigenem Belieben mit etwas zuckerreduzierter Marillenmarmelade bestreichen und Kokosraspel darüber streuen.

Nährwerte pro Torte: 2285 kcal, 203 g Fett, 26 g Kohlenhydrate, 71 g Eiweiß

ZITRONEN MUFFINS MIT MOHN

Zutaten für 15 Muffins:

- 60 ml Rapsöl oder Sonnenblumenöl
- 240 ml ungesüßte Pflanzenmilch
- 50 g Leinsamen geschrotet
- 1 ½ TL Vanille Extrakt
- 70 g Weizengluten
- 40 g Sojamehl
- 30 g Mandelmehl
- 2-4 EL Mohnsamen
- 60 ml Zitronensaft
- 1 ½ TL Backpulver
- 1 ½ TL flüssiges Süßungsmittel
- 20 g Weizenkleie
- 1 EL Zitronenzeste

Zubereitung:

Als erstes heizen Sie den Backofen auf 180 Grad Umluft vor. Geben Sie nun erst alle trockenen Zutaten in eine große Rührschüssel. Fügen Sie anschließend die restlichen flüssigen Zutaten hinzu. Mithilfe einer Gabel lässt sich alles gut verrühren bis Sie einen weichen Teig erhalten. Geben Sie nun den fertigen Teig in gut eingefettete Muffinförmchen und backen Sie diese für ca. 25 – 30 Minuten im vorgeheizten Backofen. Nach dem Auskühlen sind die Muffins fertig zum Genießen.

Nährwerte pro Portion: 108 kcal, 7 g Fett, 3 g Kohlenhydrate, 7 g Eiweiß

SCHOKOCREME MIT SOJAMILCH

Zutaten für 3 Portionen:

- 20 g Kakaopulver
- 5 Süßstofftabletten
- 500 ml Sojamilch
- 10 g Gelatine

Zubereitung:

Für diese köstliche Creme geben Sie ganz einfach alle Zutaten in eine Schüssel und warten bis die Gelatine weich geworden ist. Erhitzen Sie die Masse anschließend unter ständigem Rühren in einem Wasserbad, bis sie cremig wird. Geben Sie die Masse danach in eine Glasschüssel und rühren Sie nochmals alles gut um, so dass sich die Gelatine überall verteilen kann. Zum Schluss stellen Sie die Creme für mindestens 5 Stunden in den Kühlschrank.

Nährwerte pro Kuchen: 76 kcal, 4 g Fett, 4 g Kohlenhydrate, 5 g Eiweiß

BRATAPFEL MIT NÜSSEN

Zutaten:

- 1/2 EL zuckerreduzierte Preiselbeermarmelade
- 1 säuerlicher Apfel
- Vanille
- 1 EL gehackte Pekannüsse oder Walnüsse
- Ein paar Tropfen Rum

Zubereitung:

Höhlen Sie zunächst den Apfel mit einem kleinen Küchenmesser großzügig aus. Die restlichen Zutaten vermengen Sie in einer kleinen Schüssel miteinander. Wenn alles gut vermischt ist können Sie den Apfel mit der Masse füllen. Geben Sie ihn für ca. 20 – 30 Minuten bei 180 Grad Umluft in den Ofen. Sobald sich die Schale des Apfels löst ist er fertig.

Nährwerte pro Portion: 164 kcal, 8 g Fett, 21 g Kohlenhydrate, 1 g Eiweiß

FRISCHE FRÜCHTE MIT SCHNELLER VANILLESAUCE

Zutaten für 2 Portionen:

- 75 g Vanillepulver
- ca. 500 g Früchte nach Wahl
- 200 ml fettarme Milch

Zubereitung:

Klassisch, einfach und schnell zubereitet, waschen Sie die Früchte und schneiden Sie diese in mundgerechte Stücke oder Scheiben und richten Sie sie auf einem Dessertteller an. Nun vermischen Sie das Vanillepulver mit der Milch, am besten mit einem Schneebesen bis sie keine Klümpchen mehr haben. Wenn Sie die von Ihnen gewünschte Konsistenz erreicht haben, geben Sie die Soße über das Obst.

Nährwerte pro Portion: 358 kcal, 6 g Fett, 50 g Kohlenhydrate, 23 g Eiweiß

KOKOS-EIS-TRAUM

Zutaten:

- 400 ml Kokosmilch
- 1 EL Ahornsirup
- 1/2 Vanilleschote
- 2 EL Mandelbutter
- 1 reife Banane
- 2 Kekse nach Belieben

Zubereitung:

Verquirlen Sie in einer Schüssel den Ahornsirup, die Banane und die Mandelbutter mit der Kokosmilch. Kratzen Sie das Mark aus der Vanilleschote und geben Sie es ebenfalls in die Milch. Anschließend geben Sie die gewonnene Masse für ca. 25 – 30 Minuten in eine Eismaschine. Währenddessen zerkrümeln Sie die Kekse und geben die Hälfte davon zu der Masse in die Eismaschine. Lassen Sie diese nochmals für 15 – 20 Minuten laufen. Ist die gewünschte Konsistenz erreicht, können Sie Kugeln mit einem Eisportionierer servieren, welche Sie mit den restlichen Kekskrümeln anrichten können.

Nährwerte pro Portion: 1222 kcal, 100 g Fett, 63 g Kohlenhydrate, 11 g Eiweiß

APFELQUARK MIT HIMBEEREN

Zutaten für 5 Portionen:

- 2 EL Milch
- 2 EL Leinsamen geschrotet
- 1 Apfel
- 150 g TK-Himbeeren oder frische Himbeeren
- 1 EL Gojibeeren getrocknet
- 250 g Quark (20% Fett)
- 2 EL Apfelmus ohne Zucker
- Flüssiger Süßstoff, z.B. Stevia

Zubereitung:

Dieser simple Fruchtquark ist ganz einfach zubereitet:
Waschen Sie den Apfel und entfernen Sie das Kerngehäuse. Schneiden Sie ihn anschließend in feine Stifte. Nun verrühren Sie alle restlichen Zutaten miteinander und geben Sie die Apfelstifte erst zum Schluss dazu.
Einfach, fruchtig und lecker!

Nährwerte pro Portion: 109 kcal, 4 g Fett, 10 g Kohlenhydrate, 7 g Eiweiß

RECHTLICHES UND IMPRESSUM:

©Carla Funk, 1. Auflage 2022
Kontakt: Piok & Dobslaw GbR, Alte Str. 3, 56072 Koblenz
OnlyBooks@gmx.de
Covergestaltung: Fiverr.com
Coverfoto: Depositphotos.com
Fotos im Buch: Lizenzen gekauft bei Depositphotos.com

Printed in Germany
by Amazon Distribution
GmbH, Leipzig

28056082R00087